医术推求

吴生雄◎编著

用药如用兵杂感

中国科学技术出版社

·北京·

图书在版编目（CIP）数据

医术推求：用药如用兵杂感 / 吴生雄编著．—北京：中国科学技术出版社，2016.12（2019.6 重印）

ISBN 978-7-5046-7331-2

Ⅰ．①医… Ⅱ．①吴… Ⅲ．①中医临床－经验－中国－现代 Ⅳ．① R249.7

中国版本图书馆 CIP 数据核字（2016）第 314123 号

策划编辑	焦健姿
责任编辑	焦健姿　黄维佳
装帧设计	华图文轩
责任校对	龚利霞
责任印制	李晓霖

出　　版	中国科学技术出版社
发　　行	中国科学技术出版社有限公司发行部
地　　址	北京市海淀区中关村南大街 16 号
邮　　编	100081
发行电话	010-62173865
传　　真	010-62179148
网　　址	http://www.cspbooks.com.cn

开　　本	710mm×1000mm　1/16
字　　数	230 千字
印　　张	15.5
版　　次	2016 年 12 月第 1 版
印　　次	2019 年 6 月第 2 次印刷
印　　数	5001—10000
印　　刷	北京威远印刷有限公司
书　　号	ISBN 978-7-5046-7331-2/R·1980
定　　价	29.50 元

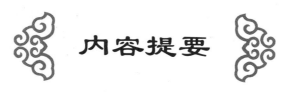

内容提要

　　本书是一本探究医术推求的中医原创佳作，内容包括土单验方、秘方拾遗、临证心悟、医案启示、医话杂谈五部分。土单验方篇集中了实践中整理的简便廉验妙方；秘方拾遗篇为民间不易查找的秘验方；临证心悟篇讲述了作者的临床感悟；医案启示篇、医话杂谈篇阐述了中医独特的临床思路。本书内容丰富，着眼于实用，是广大中医师，尤其是中医初学者的一本不可多得的参考读物。

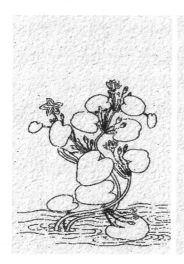 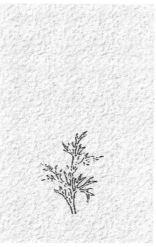 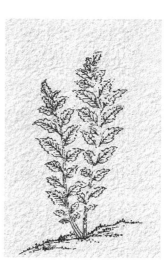

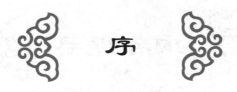

序

　　吴生雄出生在医圣张仲景故里，幼承家学，熟读经典、互参诸家、勤于临证，把行医多年的临床经验汇集成《医术推求》一书。细览全篇，既有遍及内、外、妇、儿各科的验案，又有妙趣横生、富含医理的医话，还利用诊余时间搜集整理了许多行之有效的土单验方，更加难能可贵的是他把自己珍藏多年、来之不易疗效灵验的秘方毫无保留地公开在书中贡献给社会，他这种不断探索的精神和大公无私的境界值得大家学习！

　　中医药是我们中华民族几千年来的优秀传统文化，需要中医同仁们继承创新，发扬光大。孔子云："学而不思则罔，思而不学则殆。"本书作者学思结合，刻苦钻研，"活读书、读活书"，理论和实践结合，在长期的临床中积累了许多心得体会，由此而著的《医术推求》也丰富了中医学宝库。

　　中医药事业的传承、弘扬和发展，太需要我们下一代的年轻人了，因此，关爱中医界晚生后辈的成长，是每位老中医义不容辞的责任！我们会坚定不移地支持他们，帮助他们学好中医经典著作，注重临床实践，更好地为全人类服务。

　　谨在吴生雄新书《医术推求》付梓之际深表祝贺。

国医大师　唐祖宣

乙未年初春

前　言

　　中医学是中华民族医药的瑰宝，在临床上有独特功效，尤其在一些疑难杂症方面，往往有事半功倍的效果。

　　然而，如何去发扬？如何学好中医学呢？

　　山西省著名中医临床家、教育家门纯德前辈曾趣谈代表性一例：他有一同乡，祖上是本地颇有名望的中医，给他留下了四大间的中药铺面。先生虽然把中医经典著作、本草、汤头歌诀背得滚瓜烂熟，但却不会用、不敢用，从青年到老年从未临床诊病，一辈子只会背书，一生生活窘迫。

　　由此看来，纵使家有珍稀药材、充栋学著，也不见得能成为一个好中医！

　　那么，究竟中医学该怎样学用？门老主张：学习中医学既要记忆又要理解，既要理解又要运用于临床实践；从事中医者不接触临床，往往会错误地理解很多古代中医理论知识。我习医至今，对此有些许体会。本书是我多年来学中医、用中医、感悟中医的真实体悟随笔所集。

　　说起我学习中医的经历，总结起来就是四个字——"边学边干"。理论不脱离实践、实践来检验理论，两者紧密结合才可避免纸上谈兵。于干中学，可以找到学之不足处，再返过来引经据典加深记忆；于学中干，可以使枯燥的理论尽快走上临床，面对活生生、千变万化的病例，从而变得丰富多彩，继而把两者融会贯通起来，如此才能举一反三、触类旁通、活学活用。学术的问题来不得半点虚假，学习中医同样没有捷径，只有用心地下功夫，踏踏实实、坚持不懈地去学，才能把中医学好、用好，进而才能有所收获，才能灵活运用中医并达到随心所欲的境界。

　　再者，中医源于生活，中医理论知识在我们的日常生活中随处可见，做家务、干工作、天气变化等都可以和中医理论知识联系起来，把生活融入中医、把中医融入生活，会让人越学越有趣、越学越来劲儿，印象深刻一辈子都不会忘。生活，也是中医实践的一种方式。

最需要强调的是：学习中医者，务必要培养起善于分析的能力，医术于推求中方可提升。只有勤于思考、不断总结，才能实现学思结合，才能在临证时做到信手拈来、得心应手，做到用药如用兵，只有审时度势地合理调兵遣将，才能运筹帷幄，百战不殆，击退病魔。

习医间百般感触，尽付纸端，余不赘述。

本书所录的，正是我多年来临证时的逻辑思维、推理分析、遣方用药及来之不易的效验秘方，自视珍贵，然不忍私藏，此番出版期望能对后学者有所启发。不妥之处，也期望众前辈、同道们指点，平生之幸也。

吴生雄

丙申年初夏

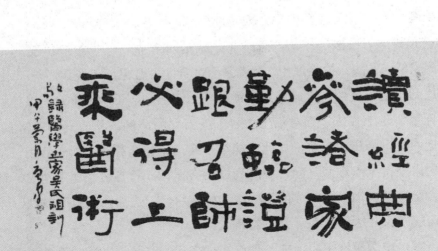

医术推求
用药如用兵杂感

土单验方 · 秘方拾遗 · 临证心悟 · 医案启示 · 医话杂谈

001 第一讲 **土单验方**

"单方治大病"，这些土单验方是作者在长期临床实践中收集整理的，其简便廉验，只需简单地辨证一下就可以使用，既有利于医者又方便于群众，常常能收到意想不到的效果。

051 第二讲 秘方拾遗

　　泱泱中华，地杰人灵，先贤们创造了许多灵验无比经得起重复验证的中药配方，每个配方都凝结了他们多年甚至几辈人的心血，必然秘不示人，称之为秘方。这些珍贵的方子散落在民间，持方人大多谨遵祖训，宁可付之一炬，宁可烂在肚子里，也决不拿出来造福芸芸众生。惜之，痛之。

　　鉴于此，我把自己来之不易的几个秘方公布于众，借以抛砖引玉，用于挽救中医学之宝贵遗产。

059 第三讲 临证心悟

　　孔子云："学而不思则罔，思而不学则殆。"一味地读书而不思考，就会失去主见死于书下，所谓"尽信书不如无书"，即指此意；而一味地空想而不去进行实实在在的学习和钻研，则终究是竹篮打水，一无所得。这告诫我们只有把学习和思考结合起来，才能学到切实有用的知识。

作者就是这样做的，也是这样学的。这些感悟虽不尽然，但是通过学思结合可以更好地查缺补漏，不断地纠错，不断地找出自己的不足之处，从而逐步提高自己的能力。这是一种很好的学习方法，持之以恒，定会受益匪浅！

119 **第四讲 医案启示**

　　以下医案是作者运用中医中药治疗疾病的部分病案，广泛地涉猎内科、外科、妇科、儿科、骨科、外感病、内伤病、杂病等，并取得了很好的效果。"事实胜于雄辩"，大量的事实证明：使用国之瑰宝——岐黄医术，给老百姓看病，既省钱又治病，省时、省力、省钱、安全高效，更大的意义是能够有效地解决当今社会看病难、看病贵的问题。

179　第五讲　医话杂谈

这些医话是作者的临床随笔，其不拘格式，不同于以往枯燥乏味呆板的医案，妙趣横生、生动活泼，就像说家常话一样通俗易懂，便于理解，对于初学者来说有一定帮助。

医术推求
用药如用兵杂感

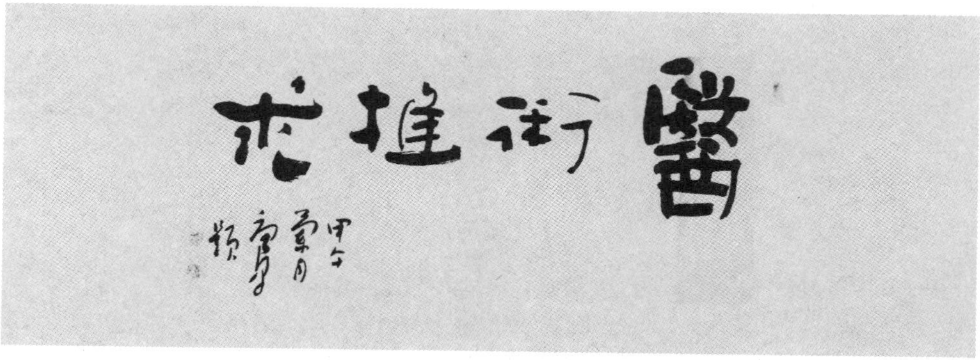

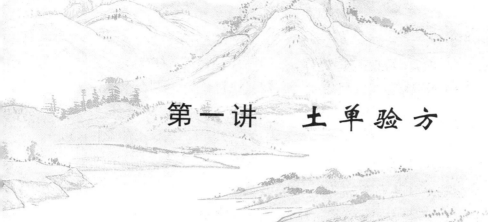

第一讲　土单验方

"单方治大病"，这些土单验方是作者在长期临床实践中收集整理的，其简便廉验，只需简单地辨证一下就可以使用，既有利于医者又方便于群众，常常能收到意想不到的效果。

 ## 不错的胆囊炎小偏方

名医叶橘泉先生用熊胆、猪胆汁、青鱼胆治疗胆囊炎疗效很好，受其影响我早些年用鸡苦胆给患者治疗胆囊炎。

具体用法：取鸡苦胆一只口服其内胆汁，日两次，对慢性胆囊炎有一定的效果。早些年偏远农村的患者为了省钱能够坚持服用，治疗了30几例。

 ## 生土豆外敷消炎止痛

土豆即我们家喻户晓经常食用的马铃薯。《中华本草》记载。

【功效分类】和胃健中药，解毒消肿药。

【性味】味甘，性平。

【药材基源】为茄科植物马铃薯的块茎。

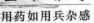

【用法用量】内服：适量，煮食或煎汤。外用：适量，磨汁涂。

【其他资料】土豆可以治疗胃痛；痄腮（流行性腮腺炎）、痈肿、湿疹、烫伤。

受此启发，我在临床上用土豆外敷用于消炎消肿止痛，效果不错。

① 学生刘某，患鼻窦炎，手术后鼻腔内塞了很多纱布条，引起脸肿，用生土豆去皮捣泥敷在脸上很快消肿。

② 一学生扫地时凳子砸在脚背上引起脚背肿，用生土豆泥外敷活血消肿，使用过程中土豆泥发热后就换新鲜的，要不停地换。

③ 林女士炸汤圆时油溅到脸上，用生土豆片外敷很快消肿止痛。

④ 某小孩打肌肉针后，注射部位起一小硬结，用生土豆切片外敷两日，硬结消失。

⑤ 静脉注射渗水后局部肿大，用生土豆片外敷效果很好。

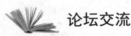

论坛交流

养生达人：牙龈肿痛也可以用生土豆切成薄片外敷，土豆还可以外敷治疗甲沟炎。

毛振玉：土豆的确具有消肿消炎止痛的作用。

杏林回春：土豆磨汁治痄腮，效果非常好，切成薄片效果差些，把土豆切成小片，放蒜白里捣成泥状，外敷腮部，干了再换。

幼儿疝气治验

2013 年 6 月 5 日接诊了一个得了疝气的小患者，男，4 岁，因年龄较小家长不同意手术治疗，前来我处咨询。

我说先喝喝圆鱼汤吧，兴许能治好，不过这个圆鱼是有讲究的，必须用野生的。

处方：野生圆鱼一只，不要开破，水滚开后把圆鱼放锅内再加适量的花椒叶，煲熟后吃肉喝汤。

解析：部分小儿先天禀赋不足，局部生理缺陷或薄弱，故用圆鱼大补元气，花椒叶温中散寒、行气通络，对寒疝、阴囊肿硬有一定的效果，两者合用标本兼治。

 手足蜕皮一剂灵

手足蜕皮症现代医学称之为：剥脱性角质松解症、板状汗出不良、汗疱（疹）症。好发于手掌、手指的掌面及足底。这种病有很强的季节性，一旦发病病灶处的皮肤角质层就像千层饼一样一层一层地脱落，出现地图状一片片的粉红色的新生表皮，渐渐地累及真皮层，真皮层富含神经末梢，这时就会影响患者的日常生活，当患者手持拿物时就会出现出血、疼痛。

患者，女，28岁，经营日杂，每天需要接触铁器，年复一年地刺激就得了个手蜕皮病。但是内服药、外用药，治来治去不见寸功，最终放弃治疗。此后，我特别留意关于此病的报道、病例、医案、文献资料，并且试用了很多方子时效时无效的，不尽如人意。尽管如此，我还是一直坚持不用长效激素给患者治疗，因为在我看来，激素疗法给患者带来的伤害及其副作用，远比其发挥的治疗效应大得多。

就这样寻一个方子，一寻五年多！功夫不负有心人，终于在2008年的一天晚上，我在借来的一大摞资料中，发现了这个手足蜕皮一剂灵，第2天早上就迫不及待地给患者用上了。果然名不虚传，1剂基本治愈，继用2剂巩固治疗。

2008年夏，一个6岁大的男孩，患脚蜕皮病，脚疼得走不成路，后来连鞋子也穿不成了。我给他用了1剂手足蜕皮一剂灵，3天后，孩子的病就基本好了。

2010年，邻居周哥找上门求治多年的手蜕皮病，我给他配了3剂中药，至今4年多，再无复发。

2012年，某老总出高价请我治疗手蜕皮病，病虽治好了，我却坚决只收成本钱。

此方子虽好，但也不是万能的，只适用于治疗单纯的手足蜕皮病，对于其他皮肤病引起的手足蜕皮还应鉴别诊断，区别对待。现附方如下：

苍耳子30克，辛夷花20克，白芷15克，当归20克，黑狗脊30克，五倍子20克，金钱草50克，苦参25克，地肤子50克，玄参25克。

为方便记忆，特总结一首歌诀：

苍辛只当狗，五金苦地玄；

蜕皮痛受够，一剂保安乐。

使用方法：添适量水熬好后倒在一个深盆子里，盆内放一个可以用来支撑手脚的物件，然后把手或脚放在上面，盆口用布包裹严实熏蒸，注意不要烫伤，待水温下降后把手或脚放在药液里浸泡。每天如法使用2～3次。

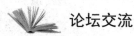 论坛交流

袁桢书：前几天，在本论坛上看到吴大夫对手足蜕皮症治疗的报道，便立即收藏了此方，以便后用。说来也巧，正好有一朋友的女儿，5岁，双手汗疱疹，两手背密布白色丘疹，剧痒，抓后脱皮，心想此方有了用武之地，既然一剂灵，那就抓1剂吧。当下便用自己的煎药机开始煎药，药少水多，1剂药煎下能用3天，到今天正好用完。我前几分钟给朋友打电话过去，问曰："情况如何？"答曰："已愈。"我还有点疑惑，反复强调实事求是，朋友说真好了，皮肤光洁没有任何痕迹。我心踏实了。

gch340321：我用了吴老师的方子治疗5例，包括手足湿疹，效果非常

好，一般3剂可愈，谢谢了！

金刚波罗蜜：这方子前天（2014年6月6日）使用确实神速有效，多谢！

wx800417：原来有很多蜕皮和湿疹的病人，用自拟中药外洗后效果都不是很理想。看了吴大夫的方给女病人开了3剂，她是额头处蜕皮伴红斑、瘙痒，用了很多方法都没效。过了两天，女病人特意来说，用了两剂，额头的皮肤已经光洁如新。真乃神方！望吴大夫多发此类验案，以飨众同仁。

治病也可这样治

2014年3月的一天晚上11点，张某求诊，自诉手腕痛得厉害，一月前，右手掌大鱼际顶端与手腕横纹交界处长了一个花生米大小的疙瘩，不红不肿，外科医生诊断为腱鞘炎，当时也没在意，继续工作，谁知那个疙瘩越来越大，也越来越痛，现在像大红枣那么大，痛得难以忍受。

我给他个方子，让他用新鲜的韭菜洗净捣泥敷在患处，外边用保鲜膜包好，每晚敷上早上揭掉。

20天后患者回信说："想不到不起眼的韭菜还能治病，真神奇啊，敷上当晚就不痛了，现在疙瘩也消散了。"

按：其实只要正确地掌握疾病的病因病机，把握世间万物的属性及其偏性都可以用来治病。本例患者就是就地取材，用韭菜辛温之属性行气散瘀、消肿止痛，虽然没用药物治疗，但是同样收到了不错的效果。

相关链接：

韭菜根味辛，性温；入肝、胃、肾经。有温中开胃、行气活血、补肾助阳、散瘀的功效。韭菜叶味甘、辛、咸，性温，入肝、胃、肾经。温中行气，散瘀解毒。韭菜种子味辛、咸，性温，入肝、肾经。补肝肾，暖腰膝，壮阳固精。全韭可补肾益胃，充肺气，散瘀行滞，安五脏，行气血，止汗固涩，干呃逆。

【主治】阳痿、早泄、遗精、多尿、腹中冷痛、胃中虚热、泄泻、白浊、经闭、白带、腰膝痛和产后出血等病症。

【性能】味甘、辛，性温。能补肾助阳，温中开胃，降逆气，散瘀。

【用途】用于肾阳虚衰，阳痿遗精或遗尿，腰膝酸软；噎膈反胃，腹痛；胸痹作痛，内有瘀血；失血而有瘀血者。

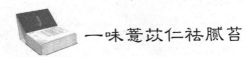

一味薏苡仁祛腻苔

某患，舌苔厚腻总感到有异物感，每天早上尤其明显，很不舒服，无奈只好用小刀子刮。因身体其他方面都没什么大碍感觉还可以，所以不愿意服药。

我建议患者用薏苡仁打粉泡茶喝，连药渣一起喝下去，这样效果会更好；若舌苔白腻用炒薏苡仁，舌苔变黄时用生薏苡仁。

复诊：舌苔不腻了，异物感也消失。

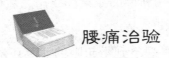

腰痛治验

柳某，女，33岁，患腰痛数年，久治不愈。

刻诊：腰困酸软，干重活时腰不敢用力，腰痛如折；脉双尺极弱。

辨证：肾虚腰痛。

处方：牛腰子1对劈开，莲藕500克切小块，加水适量，小火慢炖，吃肉喝汤。

连服10天；两年后追访得知：自那以后腰再也没有痛过。

牛肾（牛腰子）以脏补脏；莲藕乃水中之物，颇合肾之秉性，且体内多孔具有通经活络之功。两者相配相得益彰！

二尖瓣破裂的特殊治疗

患者黄大伯，1974 年拉板车上大陡坡，在坡底提前加力狠劲猛冲，一连几次，心脏怦怦直跳不能平静，须臾气短乏力浑身软瘫，急送医院确诊为：二尖瓣破裂、早搏。虽然没丢命，但自此留下顽疾，心脏不定时说跳就跳并且跳得厉害，伴随抽筋发抖。此疾中药西药吃遍不能控制。

后用：花生米 750 克添适量水熬滚，再兑冰糖 500 克，小火慢炖，直到把水控干，期间注意翻搅以免粘锅。加工好后每次嚼服：25 克或 50 克，每日 2 次。

病情很快控制，疗效十分满意，偶尔停几天也不复发，但是停的时间再长些就顶不住了，就这样一连吃了 20 年。

 ## 这个"胃痛"真厉害

患者江某，自诉胃痛 1 年多，不定时发作，不发病时形如常人，一旦发作痛得要命，甚时昏厥，招数使尽也止不住痛，必得送至医院打哌替啶针了事。

确诊：十二指肠溃疡。

处方：①小枳实 20 克，上品白及 30 克，共捣碎煎汤，日服 3 次；②呋喃唑酮（痢特灵）2 片口服，早晚各 1 次。

连服 20 天，今晚得知药后七八年了再未发作。

方解：溃疡部毒素沉积到一定数量时毒力大增，刺激创面，加剧疼痛。枳实推陈致新理气止痛；溃疡面炎性渗出物加上局部细菌滋生不利于创面愈合，痢特灵消炎杀菌；白及生肌敛

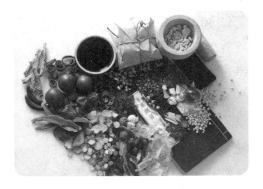

疮配合上药如虎添翼，速达病所。

 ## 陈皮陈久者良

临床上有一种症状：咽部有一些黏痰不易咯出，胶涩凝滞导致咽部不舒，用力咯之往往诱发干呕。这种小疾用单味药——陈皮泡茶频饮有很好的效果。

今天要强调的是药物的质量问题，不良药商经常用当年的新鲜橘皮晒干切丝出售给诊所，用这种货泡茶喝效果非常差，且气味辛散，口感也不好。若用隔年或者 2～3 年或以上的陈皮泡茶喝，不但爽口而且"润物细无声"，不知不觉的化痰于无形之中。

同样的药由于年限的不同疗效差别之大，证实了陈皮久者良，平时用陈皮代茶饮用可以理气和中，化痰除湿有一定的保健作用。大家不妨泡杯茶喝喝感受一下。

 ## 网友贡献的鼻渊舒通汤

鼻渊舒通汤：苍耳子 5 克，辛夷 10 克，薄荷 10 克，黄芪 30 克，白术 20 克，防风 10 克，白芷 15 克，路路通 15 克，丝瓜络 15 克，鹅不食草 20 克，薏苡仁 30 克，败酱草 15 克，茯苓 15 克，半夏 12 克，陈皮 12 克，仙灵脾 15 克，藿香 10 克，佩兰 10 克，甘草 6 克，川芎 10 克，当归 15 克。用法：水煎服，每日 1 剂，每日服 2 次。

临证加减：头痛者，重用川芎；两侧头痛者加蔓荆子、柴胡；前额痛者重用白芷；鼻涕黄稠者加鱼腥草 20 克，蒲公英 20 克，竹茹 15 克；鼻涕白而量多者加苍术 10 克，怀山药 30 克，芡实 15 克，并重用薏苡仁。除过敏性鼻炎外，萎缩性鼻炎再加大量滋阴药，自用方，方子虽杂，效果奇特，不超过 15 天。药量大，需用煎药机。

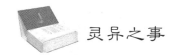 灵异之事

2014 年 1 月 9 日晚，我 2 岁的小儿子突然大声哭喊，怎么也哄不住。难道孩子哪里不舒服？但是孩子最近精神状态蛮好的，无发热、腹泻等疾病。我仔细给孩子排查：外耳道里无分泌物，耳后发际无红疹，咽部不红、扁桃体不肿大，口腔第一臼对面两侧颊黏膜上无柯氏斑，腮腺不肿无压痛，颈部及颌下淋巴结不肿大，触诊肚子不胀、阴部和肛门处无异物……一切正常，但是孩子就是哭个不停，是什么原因呢？

细想起晚上 8 点多，诊所里曾有一个黑大汉求诊，他身高 1.90 米，穿着一身迷彩服，戴着一顶筒状的帽子，样子有点凶。当时儿子见到他后吓坏了，先是躲在妻子的身后，紧接着钻进妻子的怀里不敢看人。

难道孩子是吓着了！

于是，我取来采血笔上的一次性针头，在孩子的左右中指四缝穴正中间的位置各扎一针，并且用力挤出白色的黏液后，孩子的哭声戛然而止，须臾睡去，酣睡至次日上午 9 点多。

如此灵验、效果之快，非亲眼见证则难以置信，但事实胜于雄辩！

此法我在临床上应用颇多。如：柳家 1 岁宝宝，去年元宵节看烟火，吓着后哭闹不停，扎针后应手而愈。黄家 3 岁多宝宝看马戏团表演后，因惊吓哭闹，扎针后覆杯即愈。多不胜数，在此不再一一举例。

具体操作方法是：先用消毒棉签在幼儿的中指四缝穴处消毒，接着把中指掰开伸直，用一次性针头在四缝穴正中间的地方，垂直进针后左右旋转一下，取针后在针扎过的地方挤一下。若是惊吓引起的针眼处能挤出白色或淡黄色的黏液，直到挤出血迹为止；若不是惊吓引起的，往往挤不出来黏液或仅能挤出一丁点儿血液。

咽炎得效方

慢性咽炎虽属小疾，但是病灶处于瓶颈之地、关隘之域，密切地影响着患者的日常生活。常见得病者：咽部异物感强烈、吭咯连声、咯之不出、吞之不下，重者咽后壁淋巴滤泡增生，自感喉咙处发紧、衣领变小不自主地撕扯，吃上火食品后往往咽部干、痒、痛，早上刷牙干呕恶心等，总之很不舒服。

我在诊治慢性咽炎时，常在辨证方药的基础上配用两个小方，多收事半功倍之效。有时不用任何药仅用这两个方子，单独用或联合用都可，也能达到满意的效果。

因为这是我验证后的得效方，所以拿出来仅供大家参考，当然临证还需以辨证施治为前提。

处方一：牛蒡子适量，炒后研粉，每次一调羹，温开水冲服，日2～3次。

处方二：白僵蚕（选白而直者，焙燥研细粉）10克，明矾5克，枯矾5克，混合研极细，干燥瓶中密贮，每次2克，用薄荷叶5克，生姜5克，微煎取汤送服。特别注意：此方不可久服，中病即止。

小核桃大作用

患者吴某毕业后一直没找到合适的工作，决定报考公务员。但他只要看一会儿书，头就会痛，勉强往下看头就像炸了一样。

诊其脉，尺脉明显不足。问诊：腰膝酸软、房事过频。

断为：肾虚头痛。

核桃剥去外壳，核桃仁上面满布的皱褶，很像人体大脑上的沟回，并且核桃仁是分为两半儿的，这样合起来就更像大脑的左右两个半球。现代医学也证明：核桃营养价值很高，具有健脑功效，可补肾、固精强腰。既然世界著名"四大干果"之一的核桃符合患者的病情，何不取类比象拿来一用呢？

处方：每天吃核桃 2 枚，并嘱禁止性生活。

数月后患者报喜：自从服用你的方子后头再也没痛过，顺利地通过了考试。

偏方治大病，令人信服

患者张女士，突患头痛，吃止痛药、打止痛针尽皆无效，直痛得昏死过去。为此到处求医，包括北京 301 医院、湖南湘雅医院，都没确切地诊断出是什么病。

她这个病很特殊，与众不同，很多医生开的药吃后会起反作用，直接导致病情加重，所以我也不敢贸然从事、轻易下药。思来想去想到多年前所得《单方偏方秘方大全》上记载有一个偏方，介绍可以治疗不明原因的头痛。

具体用法是：公猪心肺 1 个，朱砂 2 克，琥珀 2 克，放一起炖好后，吃肉喝汤。

因此方以食疗为主，不会有什么不良反应，权且一试。

谁知奇效，患者只用 1 次顽疾即除，接连随访无复发。

真是物美价廉的一味药

患者陈婶，患头晕，晚上失眠，躺在床上后脑勺嗡嗡作响，请专家治疗数月，效果不理想。喝了很多剂五味混杂的中药，直到看见中药就发呕，无奈，2013 年 9 月 25 日前来求诊。

这可给我出了个大难题，患者坚决不再喝中药，而我是中医，不开中药如何治病？

思来想去，我把无色无味的中药熬好后，对患者说是可以治病的凉茶，让其当茶饮。

因事先辨证：阴虚阳亢，就需要一种平肝潜阳的药，石决明乃水中之物，取类比象，它有很好的潜阳作用。所以我用石决明 30 克熬了一壶茶，第 2 天早上患者说有点效果，我又用 60 克石决明熬茶，第 3 天早上，陈婶说有效但还是不明显。

看来中医不传之秘在于量，中医取效与药量的大小是有很大关系的。

这次我直接用 150 克石决明，药后患者一夜安睡，头也不晕了，疗效满意，后嘱其常吃山药粥。

其实，我从 2006 年就一直用石决明治疗这种病。前几天看到论坛上杏林一翁版主介绍运用石决明的经验，我想有必要把这个病例拿出来和大家交流学习。

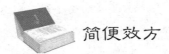 简便效方

炎热的夏季来了，有一小疾一直困扰着年轻的妈妈们，那就是宝宝的痱子。

痱子虽属小疾，但是发作起来小红疙瘩扯连成片，刺痒难忍，宝宝寝食难安，令妈妈们着实着急，心疼不已。

细究其发病机制主要有两个原因：幼儿乃稚阴稚阳之体，不耐寒热，气温过高时通过大量排汗来泄热，这使汗孔的工作量加大，相对超负荷，排泄不及，瘀积成痱。第 2 个原因是幼儿从高热环境里直接进入空调房间，汗孔因热胀冷缩而突然闭塞，内热散发至毛孔而停滞不前瘀积在皮肤上。

基于这种情况用什么药治疗好呢？市售的痱子粉、宝宝金水、六神花露水、藿香正气水，外用都可以，但时效时无效的，不甚满意。

我给大家贡献一个既简便又天然，并且无副作用的效方吧！

用新鲜的薄荷（夏季正是薄荷的生长季节，药源很充足）一把，放在石擂臼里捣汁后取适量外抹患处。

薄荷一物，辛凉透表，既能清凉散热、疏通汗孔，又能解毒消炎、散结

消肿，妙不可言。

得一胃炎胃痛奇方

方子：生蒲黄 10 克，川楝（核）12 克，橘核 12 克，山楂核 15 克。

主治：浅表性胃炎、糜烂性胃炎引起的胃痛。

我试用几例效果不错，请大家验证后，反馈疗效。

不用不知道—用真奇妙

2012 年 3 月的一天晚上，一高中女生求诊，自诉左手掌上出了几个刺刺楞楞的菜花状瘊子，抹了很多外用药都没治好，曾在某医处用激光治疗，但不久即春风吹又生。

本来打算给她用《医宗金鉴》里的水晶膏的，但需要两天才能配好，但患者要求现时拿药，我思索片刻想到了《医门凿眼》中的方子，配制方便，是治疗尖锐湿疣的，而这个患者患的是瘊子，有区别，但转念又一想两者都是人乳头瘤病毒感染引起的，致病原因相同，学医应该灵活运用，姑且一试。

配制：苦参 20 克，白蒺藜 20 克，大枫子 10 克，明矾 10 克，生石灰 10 克，共捣为粗末，加水 150 毫升。嘱其经常震荡，用棉棒蘸药液涂擦疣体，每日数次。

患者后来告知，手光鲜如初，瘊子消失得无影无踪。

蛇眼疔秘方

今贡献一个治疗蛇眼疔的秘方。蛇眼疔即生于指甲旁的疔疮，多局限于指甲一侧边缘的近端处，若脓毒浸淫皮肉，可出现甲下溃空，或有胬肉突出，甚至指（趾）甲脱落。

典型病例：田某，女，患蛇眼疔口服抗生素、外抹药膏数天无效，病情迅速发展，病灶处胬肉突起疼痛剧烈，去医院手术治疗，把胬肉割掉但很快就又长出来，如此反复几次。

后来用秘方治疗：屎拱拱（即屎壳郎）洗净放瓦上焙干，研细后调成糊状外敷患处。一次即轻，几次便愈，胬肉消失得无影无踪。

 ## 方便快捷的中药针剂

临床上对于那些不愿意服中药或者嫌煎药太麻烦的患者，或一些小疾，或慢性疾病长时间喝中药实在是喝够了的患者，或一些在校学生、工厂工人离家很远没地方熬中药，或一些小孩子喝中药很不配合等这些情况，我们不妨变通一下给他们用中药针剂输液，既方便快捷，又益于医患关系。

（1）一个3岁小姑娘咳嗽，前医用头孢输液3天乏效，我看孩子的舌质红，痰多，改用鱼腥草针剂（因质量问题现在不用了）输液，1次大轻，2次愈。

（2）最近流感盛行，接连遇到几例自觉感冒症状好转，但是遗留头痛，吃好些解热镇痛药也不管事儿的病人。我分析此次流感风寒侵袭者居多：寒凝血滞，寒性收引，血管痉挛，再加上错用寒凉药过多，雪上加霜，进一步导致脑血管神经收缩失常而诱发头痛。所以我用川芎嗪注射液给这些患者输液，取其温通经络、解凝活血、祛风清脑之功而收效。

（3）青年胡某卖废铁，称大铁饼时，秤系被坠断，铁饼落下来正好砸在右脚大蹰趾上，在卫生院输液3天，疼痛不减彻夜叫唤，我看其趾肿、黑紫，用血塞通注射液活血通络、消肿止痛，输1次疼痛大减。

（4）辨证为阴虚阳亢型的脑血管疾病患者用中药针剂：脉络宁、清开灵、香丹注射液输液是一个不错的配伍。

①中年妇女白某，患脑梗死落下一后遗症：左侧脚底麻木行走不便，去

很多地方治疗没治好，我用上述配方输液 1 周，愈。

②母亲的头憋涨，感到里边的血管要爆了一样，我用上述配方，输液 7 天，效佳。

③中年男子某某，患 TIA，频繁的头晕、严重时晕厥、意识不清、语言迟钝，我用上方治愈。

④华夏中医论坛绞尽脑汁版主对这个配方也颇有心得："高血压病人输脉络宁、清开灵、香丹，三联很有效的。一个滋阴，一个清热解毒，一个活血化瘀。"

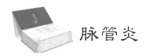

脉管炎

孤寡老人王阿婆，双脚的二踇趾发凉，有针刺样、烧灼般疼痛，以夜间为主，白天活动后缓解，近年来病情发展，向脚踝、小腿部扩散。医院确诊为脉管炎，治疗两年多，导致囊中羞涩，无以为治。吾来赠医施药。

脉管炎常发生于小动脉，是一种慢性、进行性、阶段性、炎症性血管损坏。我们先了解一下脉管炎的危害：脉管炎早期患者肢体会出现末端发凉、怕冷、麻木、轻度疼痛，间歇性跛行。趾（指）部皮色变苍白，皮肤温度低，末梢动脉波动减弱或消失。随着病情的发展，到中期，脉管炎患者的患肢发凉、怕冷、麻木、疼痛和间歇性跛行加重，有静息痛，夜间疼痛剧烈，抱足而坐，终夜难眠。另外在中期，脉管炎患者常有小腿肌肉萎缩，缺血严重者可伴有缺血性神经炎。后期由于病变肢体严重缺血，肢端发生溃疡或坏疽，常从足趾开始，逐渐向上蔓延，坏疽呈干性或湿性，坏疽合并感染，肢体溃烂，则出现疼痛剧烈难忍，体温升高，意识模糊，食欲减退。坏疽的足趾脱落后，遗留溃疡面经久难愈。

由此看来脉管炎的发病机制主要有两点：一是炎症，二是缺血。如果我们抓住关键点治疗，应能收到预期效果。筛选了很多药，最后选定了既能消炎、消肿、止痛，又能活血通脉、清热解毒的毛冬青。

服用方法：毛冬青碾细末，每服 6 克，日 3 次。1 个月后阿婆的病渐缓，2 个月后大轻，半年后基本治愈。

特大号"瘊子"治验

患者袁某，左侧鬓角上长了一个瘊子，有一元硬币那么大，扁平、黝黑、刺刺楞楞的，煞是难看，多方求药，未果。不得已要去医院做手术，接诊医生说瘊子太大，怕下边连着血管，手术易引起出血不止。患者来我处求诊。

处方：白碱 20 克，生石灰鸡蛋大 1 块，糯米 1 小把，放在一个碗里，然后添凉水浸住即可，2 天后糯米熟透，没有一点硬心，变成了晶莹剔透黏糊糊的药膏。

先用手术刀片把那瘊子的表皮剥开，接着把配置好的药膏均匀地涂在上边，最后用无菌敷料盖好。

嘱患者每隔 2 天来换 1 次药。第 1 次换药，瘊子纹丝不动，第 2 次有点蔫了，第 3 次小了一大半，10 天后消失得无影无踪，当初长瘊子的部位光鲜如初，没有一点儿瘢痕。

口腔异感症

曾见过：有的人口腔内酸溜溜的像喝了醋一样，不停地吐酸水。

曾治过：有的人口内冒着香气，像喝了香油一样，大老远都能闻见。

……

这些口腔内异样的感觉，我称之为口腔异感症，归纳总结起来有口淡、口苦、口甜、口干、口咸、口酸、口辣、口腻、口臭、口渴、口香。这些症状虽说不是大问题，但是得在身上，患者也很不舒服，也给日常生活带来了不少麻烦。这些症状古籍文献上都有记载，可以参考治疗，然最近我却遇到一例超出这些范围的病症，有点无从下手，大有"活到老，学不了；活到老，经不了"的感慨。

2011年11月29日，膀大腰圆的周姓男青年走进我的诊室，诉说半年来嘴里有一种怪怪的感觉：口涩，像吃了生柿子似的，涩涩的、木木的很难受，到处求医吃了很多药也没治好，经人介绍找我诊治。

望闻问切的发现：患者其他方面一切正常，状态极佳，只此一种感觉，非常难受。

找不到疾病的任何蛛丝马迹，这可怎么治？于是再仔细询问病人的生活规律及饮食习惯，得知患者经常在外边吃饭，酒后吃麻辣烫症状有点加重。终于有点眉目了，但是治疗起来还是没把握，只好先用点药投石问路。

处方：牡蛎15克，天花粉10克，打细粉，5剂。嘱患者泡茶喝1剂泡2天。

10天后患者来，说："效果好极了！"请我再给他抓5剂。

婴儿湿疹

患儿，男，刚满月，脸上、身上出满了粟米样微红的疹子，小手不停地挠，抓过的痕迹湿湿的。

我诊断为：湿疹。

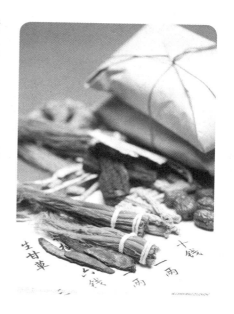

孩子太小不耐药力，再者皮肤娇嫩，外用药膏刺激性太大。思之良久为稳妥起见，开方如下：薏苡仁适量，鲜车前草适量，土豆2个洗净切块。上3味放锅内熬汤后，舀出来一些，每次内服少许，剩余的外洗之。

此方不必花钱，让其家长回家自己寻找，既省钱又治病。

家长抱着孙子欢欢喜喜地走了。7 天后来电：孩子的病全好了。

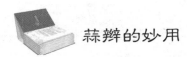

蒜辫的妙用

蒜辫是普通常见之物，大家都不陌生。每年夏季大蒜收获后，把大蒜的茎叶像编头发辫子似的编起来，挂在外边晒干，剪掉蒜头，蒜辫就成了废物。若慧眼识珠，就可变废为宝，废物利用。

临床上蒜辫单用即可治病。若在辨证方药中加上蒜辫也可增效。

宋某，女，43 岁，长年卖菜。一次抬竹篓时左手示指被竹签划了一下，过了月余示指开始不停的蜕皮、瘙痒，自己用了很多药膏没效，后在我处看病询及此事，吾嘱其用蒜辫煎汤熏洗。几天后，碰见我说：吴医生，蒜辫还真是管用，你看我的手指头好了，刚开始我还不相信哩！

另一患者，患泌尿系统感染，自行吃了好多药不管事儿，打电话问我，告知蒜辫煎汤熏洗，几日便愈。

一老汉患脚气，念其可怜，没给他开药，让他自己找些蒜辫熬汤泡脚，效果还不错。

一孤寡老人皮肤瘙痒没钱治病，告诉他用蒜辫熬汤洗澡。

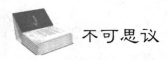

不可思议

陈某，患腰椎间盘脱出，左侧小腿肚外侧鸡蛋大一片憋胀，影响行走，吃药、牵引按摩理疗、大小医院治遍，乏效，后来在一地摊儿上买了一支吡罗昔康软膏抹几天效果极佳。

刘某，腰椎间盘脱出吃了很多中药、西药并外贴膏药未愈，后来 10 元钱买了一盒扶他林，吃吃好了，随访 3 个月无复发。

王某，患胆结石，痛得要命，手术后该怎么痛还怎么痛，不得已行二次手术，可是术后还是痛得死去活来，用了很多药都不管用，我给他一盒曲马多片，吃了后再也不痛了（随访 2 年多）。

赵某，后脑勺痛 3 个月余，医院检查无器质性病变，中药西药、针灸治了很长时间，其痛不能缓解，后来吃了几瓶汉桃叶片彻底治愈。

司机王某，腰痛，内治外治加按摩理疗效果不佳，令其吃汉桃叶片、首乌延寿片，吃了半月后腰不痛了，随访 1 年无复发。

洪某，患疥疮，抹了硫软膏、疥灵霜及中药外洗，就是治不好，后来听医生说疥疮是一种虫引起的，就买了兽药敌百虫（有毒禁用）抹 2 次好了。

村妇张某，患脚气抹达克宁、咪康唑、克霉唑、皮康王等治不好，偶看电视里广告说：脚气是真菌引起的，就自行用农药多菌灵（有毒禁用）抹抹好了。

鲁某，脚患十几个鸡眼，激光治疗未果，痛苦至极，后来到一生产硫黄的工厂上班，每天踩着硫黄水干活、鞋子都湿透了，鸡眼不治自愈。

退役老军人李某，当兵时患结症，在军区医院没治好，抬回连队的路上遇一土郎中，给他一包黑药面喝下去，神奇般得好了。这个黑药面原来是"屎拱拱"（即屎壳郎）。安全有效。

注：上述部分病人看了许多医生用了多种治疗方法，但是效果不好，后来用这些简单的药物治好了，不可思议指此而云。

定时而痒的皮肤病

一高中女生患后背部痒疹半年余，中医西医看过不少，久治不愈，现只能以吃抗过敏药维持治疗，偶尔停药即瘙痒难忍。白天无任何症状，每到夜里 2 点左右准时发作，奇痒无比，难以继续入睡，像个闹钟似的每天定时报警。

找吾诊之：脉细弱微数、舌质淡。

脉证合参断为：血虚化热生风。

处方：用朱进忠老师的经验方加徐长卿为治。丹参 15 克，生地黄 15 克，全当归 20 克，川芎 10 克，白芍 15 克，金银花 15 克，连翘 15 克，薄荷 3 克，徐长卿 20 克。4 剂。

一剂药后病轻，尽剂后其病戛然而止。

 ## 奇特的病症独特的疗法

赵家有一长寿老人，生于清道光年间，如今一百又二，家族中上上下下、男女老幼对她尊敬有加。老太太封建思想浓郁、等级分明、礼法森严。这可苦坏了现实社会中的儿媳，婆媳间关系紧张，儿媳既不敢怒也不敢言，只有生闷气的份儿，久之怪病上身，医治无效，日趋加重。只见她气若游丝，面色蜡黄，多日食不下饭，肚大如鼓。

因她病从气儿上所得，故从"气鼓"入手治疗。

处方：生姜 250 克，大茴香 200 克，黄蜡鸡蛋大 1 块，隔年老母鸡 1 只。

用法：将老母鸡去毛煺净除去内脏，纳入上药，用线缝好，放砂锅内炖汤，喝几次后痊愈。

 ## 昂贵的鱼刺

患者王女士，被鱼刺卡住，情急之下喝了半瓶醋，并且吃馍往下噎，致使鱼刺从咽喉部向食管深处下移，瞬间呼吸困难，"吭咯"连声，泪流不止，急送至医院手术，花费数千。

正月初三，王女士对面邻居田太太也被鱼刺卡住了，听王女士一说，吓得要死，说什么也不去医院，央求我给她想想办法。我检查后发现鱼刺不在咽喉部位无法取出，只能用中药治疗。

处方：威灵仙 60 克，白芍 30 克，甘草 10 克，水煎频服。

方解:《纲目》记载威灵仙治诸骨鲠咽。现代药理威灵仙能使食管平滑肌兴奋性增强，由节律收缩变成蠕动，并使局部松弛，使鱼刺易于松脱；芍药甘草汤缓急止痛解除食道拘挛。

药后患者吞咽自如，饮食已无大碍，唯食管里还有疼痛感，更方：栀子20克，淡豆豉15克，水煎服。方中栀子味苦性寒，泄热除烦，降中有宣，且有消肿之功；香豉体轻气寒，升散调中，宣中有降。二药相合治疗外伤引起的食管炎效果非常好。

 ## 歪打正着牙痛灵

一中年男子脸上出痘痘，此起彼伏，痘子红硬，洗脸时碰着了就痛，大便有点偏干、不利。

患者认为这是上火热气大，小毛病儿，开中药有杀鸡用牛刀之嫌，只好来点中成药：麦白霉素2片，牛黄解毒片4片，穿心莲5片，大黄片2片，吃了3天病轻1/3，改用：复方新诺明2片，黄连上清片5片，三黄片4片，大黄片3片，3天后效果好极了，大便微溏。

患者相信我的医术，请我接着治他肚子胀的老毛病，四诊后我径直用了樊老师《医门凿眼》中的方子：柴胡10克，黄芩6克，半夏6克，炙甘草6克，枳实10克，白术10克，白芍10克，生姜引。药开好后他只让抓1剂，原因是他以前一喝中药就吐，先少抓点喝下试试。

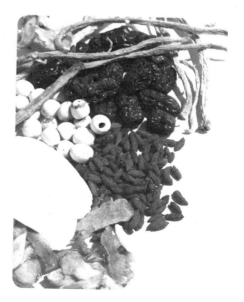

2天后他来了很高兴，老毛病好了。原来还患有慢性牙龈炎1年多了，喝了这个药后一点也不痛了，请我再抓几剂巩固巩固。

这真是个意外收获，想不到老师的方子还是多功能哩！这个方子疏肝健脾、清解阳阴。他这个牙痛应该是胃火引起的，今釜底抽薪病源一解病灶自除也！

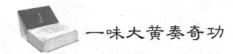

一味大黄奏奇功

刘某，男，46 岁，患腰椎间盘脱出，久治不愈，2013 年 1 月 22 日晚，转诊于我，处中药 5 剂，喝 3 剂来禀：病有加重趋势，坐卧无碍，每天早上起床站立片刻，左侧臀部、大腿后侧放射至腘窝处困胀麻木，行走百米远左腿就拘急，再走困难，腰部 4 ～ 5 腰椎处微痛。

把脉：滑实。在余药中每剂加酒大黄 25 克，以通经活络、活血祛瘀、攻积导滞。

1 月 30 日复诊，云其药后当天拉大便 4 次，2 剂服完，病去十之有八。

证清药对——效如桴鼓

雷某，男，残疾，靠一只胳膊生活，求诊，证见：心慌、心悸、胸闷、气短，倦怠乏力；失眠多梦；食欲极差；脉细弱、缓而时止；舌青紫苔微腻。

断为：气血亏虚，心脉瘀阻。

处方：当归 30 克，玄参 30 克，金银花 30 克，甘草 20 克，丹参 30 克。3 剂。药后病轻些。

更方：炙甘草汤加减，5 剂，药后诸证缓解。

然时近年关，患者种很多菜，怕到时候因病不耐劳作，心急如焚，更医至某医院某老专家处，做彩超、心电图示：风湿性心脏病，二尖瓣狭窄，房颤。开方如下：红参 15 克，白术 15 克，丹参 30 克，赤芍 15 克，桃仁 10 克，柏子仁 20 克，红花 10 克，当归 15 克，另加中成药参松养心胶囊、参芪补心胶囊。

患者 1 剂药下，病情恶化，余药弃之。

复诊于吾，开方：东阿阿胶浆、白云山丹参片、地奥心血康。诊费未取，让他到外边药店买药。

1 周后患者前来道谢。诊其脉，观其证，其病若失，判若两人。

 ## "覆被取汗"的临床经验

临床上，我用麻桂剂时，常嘱患者喝药后一定要覆被取汗，以助药力，大多患者复诊时会说："吴医生，为什么听你的话，盖住被子白白躺了几个小时也没出汗？"

这是怎么回事儿呢？我决定亲自试一下。喝完药立马钻进被窝，左等右等快 2 个小时了就是不出汗，连我自己都有点不耐烦了。我想仲景先师的"覆被取汗"肯定有他的道理，之所以不出汗可能是方法不对头。

经过反复实践，终于发现导致失败的原因，我们都忽略了一个重要的细节问题，那就是虽然覆被，但是有的把脚露在外面，有的把胳膊或手露在外边，至关重要的是头部都露在外边。

我的做法是：把手、脚、头都缩进被窝里，身体蜷起来，被子裹紧，包成个"蚕茧状"，这时由于被窝里的空气比外边少，呼吸就会变得深快、鼻孔不时地向外喷热气，不一会儿被窝里就暖和了，随着空气的稀薄，就会有点急，这一急，身上的交感神经就会兴奋，掌管皮肤毛孔的汗腺就会打开，这就给辛温解表药帮了大忙，前后不到 20 分钟汗就出来了，头部和脖颈出得要多些。头为诸阳之会，项部是太阳经重要的循经之处，本来就是太阳经受寒，刚好直达病所。再过一会儿呼吸就困难，就受不了了，把头赶紧伸出被窝这样也好避免过汗，以微汗为度。

经过改进治疗效果大大提高，但是值得注意的是这个"覆被取汗"，心脏病、高血压患者应慎用！

桂枝通阳运输之功名不虚传

为什么说桂枝有通阳运输之功呢？临床上有些患者手或脚或身体其他部位麻、木、凉、痛，为什么会出现这些症状呢？因为血液是热的、是有温度的，哪里缺血，哪里就没有温度。血液是输送营养物质的，哪里缺血或血液循环不好，哪里的肌肉、组织、筋脉、经络、神经就缺乏营养，就会处于饥饿状态，就会释放出信号传递给大脑，随之出现一系列的临床表现。那么，这些问题用什么药解决好呢？我的经验是用桂枝通阳运输，效果还是不错的。

柳某，女，手麻多日，吃了很多中药效果不明显，转诊于我。我在她的方子里加桂枝20克，并嘱晚上熬药，喝完头煎后立马睡觉。第2天反馈，服药后约2个小时感到有一股暖流行到手上热烘烘的，麻木大轻。

一中年男子经常感到身上发冷，余无所苦，吃了些药也不管事儿，我让他用桂枝10克，加生姜20克引药达表，喝几天就好了。

一老年患者，患臁疮腿（俗称老烂腿），溃疡日久不愈，疮口下陷，边缘形成缸口，疮面肉色灰白，疮口周围皮肤紫黑。因看先贤医案记载大剂量黄芪有通阳运输之功，我以黄芪为君药，初用60克，一直加到150克，患者吃了15剂不见寸功。重新认证，思：疮面肉色灰白说明患处缺血，疮口周围皮肤紫黑肾对应黑色，故去黄芪加桂枝30克通阳运输，熟地黄60克，一则补血，二则补肾精，补充血中营养，三则监制桂枝之燥热伤血。数剂药过后，其病大有起色。

中医外治之高效神奇

刘某，头凉痛，一年四季戴个帽子，偶遇吾诉之，吾悯其怜，不收任何诊费，嘱其回家找来五月端午的干艾条一大捆，大锅浓煎后，先熏后洗，完毕严格避风，日 2 次；1 周告愈。

中年妇女廖某，鼻窦炎头痛吃药过担。用中医外治法，处方：苍耳子 200 克，老荆芥根 200 克，白茅根 200 克，熬汁，头盖毛巾趁热熏至满头大汗，几次即好。

新疆一老病号长途来电诉说：其媳妇前不久生小孩后得了个月子病，额头上有一块银圆大小的皮肤僵、木、凉，像贴个膏药片儿，搔之不去，嘱其用苍耳子 150 克，陈醋 250 毫升，加适量水，放砂锅里熬滚后火关小些，头盖毛巾，把患处对准锅心儿熏 15 分钟，10 天后"膏药片"不翼而飞。

按：3 个病案都有恶寒无汗（局部）的临床表现，故用熏蒸法使局部出汗，一则引药内达（蒸汽向上进入），二则驱邪外出，再者局部用药直达病所，起效速也。案一，寒重，故用大剂艾条温经散寒。苍耳子祛风胜湿、止痛，直入巅顶且有通窍之功，所以案二、案三用到苍耳子。鼻窦炎大多由感冒引起，故加老荆芥根加强解表之力，鼻涕黄稠有伏热，故用白茅根清热凉血。案三产后体虚风寒入骨，用陈醋做药引增强渗透作用。

 屡用重剂起沉疴

中年妇女赵某，患十二指肠溃疡、浅表性胃炎，隐隐作痛，久治不愈，近期疼痛加剧，经人介绍转诊于我。

药用枳实推陈致新，理气止痛；白及生肌敛疮；甘草甘缓调和，使药力持久。

处方：枳实 100 克，白及 100 克，甘草 15 克，水煎服一日 2 次。1 剂知，2 剂轻，5 剂愈。

青年男子吴某，患梅核气数年，咽部异物感，咽之不下、吐之不出，有时嗓子发紧、发干、涩痛，痛苦无比。

诊之：脉细数，咽后壁淋巴滤泡增生。

药用咽喉部专药射干、山豆根利咽解毒消肿；咽喉为肺胃之门户，故用上等石斛滋阴生津兼清肺胃郁热。

处方：射干 100 克，山豆根 50 克，金钗石斛 10 克。1 剂大轻，3 剂后更方调治半月，诸症皆除。

响鼓需用重锤，量大力专，故取佳效尔！然识证难也，必须辨证精准，有是证用是方。

 ## 灵验无比的止痒偏方

皮肤瘙痒一病临床上很常见，治疗的方法也很多，现有一简单、省事、价廉的小偏方，验之临床，对某些皮肤瘙痒效果灵验，不忍私藏，与大家共享。

这个方子是个意外的收获。2005 年某患者找我治疗牛皮癣，治了一段时间皮损大为好转，唯病变处皮肤瘙痒异常，我用了很多办法也止不住痒。研究过来研究过去，心想癣大多是真菌感染引起，给她用点抗真菌药看看怎么样？但是那些抗真菌的药大多副作用很大，我筛选过来筛选过去找到了络合碘。络合碘一则可以杀灭细菌、真菌、病毒、阿米巴原虫等，可用来治疗许多细菌性、真菌性、病毒性等皮肤病。二则这是个常用的消毒剂，一般没什么不良反应。但是使用络合碘要注意以下几点：①不能大面积使用，以防大量碘吸收而出现碘中毒。②一般不使用于发生溃烂的皮肤。③禁用于碘过敏者。

我让患者用棉球蘸络合碘，使劲、反复擦患处，2 天后奇迹出现了，一点儿也不痒了。

患者王老太，年轻时喝农药留下后遗症，每年春天，双小腿胫前皮肤瘙痒难耐。在卫生院打针、输液，效果微薄，转来我处。因她是个孤寡老人，我送她一瓶络合碘，3 天后前来道谢：不痒了。

中年男子吴某，吃药过敏后肚子上、屁股上出满了一元硬币大小的扁平疙瘩，奇痒，吃了很多抗过敏的药，刚开始有效，后来一点作用也没有了，用此秘方，给他倒了一些络合碘，擦了 3 次便好了。

这个方子我在临床上多次验证：有效有不效，看来辨证施治还是关键，不过多个法宝多条路，以备不时之需吧！

当归生姜羊肉汤——病后调补之良方

临床上大多医生把病人的病治好后就此住手，往往忽视病人病愈后的调补和善后处理，殊不知大病初愈虽邪退而正（正气）安，但是病人的体质还很虚弱，一时半会儿很难恢复如初，这就又给病邪留下致病的机会，大有正进邪退、正驻邪扰、正退邪追的架势，使没好多长时间的病很快就复发了。我临证多年，发现当归生姜羊肉汤对偏于阳虚体质患者的恢复期有很好的调补作用。

此方功能温中、补血、散寒。方中：羊肉性温热，补气滋阴、暖中补虚、开胃健力，在《本草纲目》中被称为补元阳益血气的温热补品，含有丰富的蛋白质、钙、铁、磷等成分；当归补血活血行滞，以增强羊肉补虚温肝之力；生姜温散，以助羊肉散寒暖胃，又可辟除羊肉之膻味。

患者袁某，女，35岁，病愈后仍然感到很虚弱，处方：当归20克，生姜25克，鲜羊肉250克。调补一段时间后，面色由发黄转为红润，感觉良好，3个月后身子骨又有点不舒服，用此食疗方几付后精神焕发。

中年男子吴某，多年的胃病把他折磨得黑瘦黑瘦的，在我处治好后体质仍然很差。嘱其用方：当归20克，生姜25克，鲜羊肉250克。调养一段时间后，气力大增，平时容易感冒的他也不怎么感冒了。

像这样调补的病例还有很多，患者受益很大，在此不再一一列举，希望大家重视当归生姜羊肉汤这个药食同源的良方。

不是仙丹胜似仙丹

翻阅《老人春秋》时，曾见一个治疗冠心病、高血脂的方子，觉得此方一则用着方便；二则药源丰富、物美价廉，适合普通家庭、收入不高的人群；三则药性平和，没什么副作用，有病可以治病，无病可防。甚好！遂悉心抄录之。

此后每遇家境贫困、负担不起药费的劳苦大众，辨证后以此方赠之，不收任何诊费，嘱其自己到药店配药，病人们服药后效果良好，反响很大，称之为"仙丹"，赞不绝口！至今已九年矣，加之病人间相互传方，此方如今风行诸多县市，大量的实际病例验证此方功效卓著。

然而，希望济世良方能惠及更多的病人，故录于此。

处方：山楂1000克，丹参1000克，金樱子500克，何首乌500克。

上药粉碎成面，每天早上一汤勺药粉（约10克），一汤勺蜂蜜（约30克），放入一杯温开水中搅匀喝下。

方中：山楂治高血压、高血脂、冠心病，并抗癌抗衰老；金樱子有造血活血软化动脉血管作用；丹参扩张血管增进冠状动脉流量，可治冠心病、心绞痛、心肌梗死等；何首乌能治头晕、胆固醇过高等症；蜂蜜是健康的保护神，治心脏病有效。

按：此方药必须在医师指导下服用。

 ## 验证一下果然奇效

2012年12月10日傍晚，患儿家长讲，孩子前几天背部出了一片红疹子，有点灼痛，输了3天液，并且用雄黄配药外用，没控制住，现在前胸也有了。

细查：患儿胸胁部簇集着出了一层小如粟粒大若黄豆般的丘疹，有的丘疹已变为水疱，疱液澄清，疱壁紧张，围以红晕，皮损沿外周神经分布，排列成带状，绕着胸胁已经出了3/4圈。这就是我们常说的带状疱疹，俗称"蛇胆疮"。

诊之：脉不弦、口不苦、舌不黄。思索片刻，想到了孙一奎《赤水玄珠·医旨绪余》中，载有瓜蒌红花甘草汤治疗胁间疱疹剧痛，与此病位相投。

遂拟方：瓜蒌 20 克，红花 5 克，甘草 3 克。1 剂。嘱回到家即熬药喝一次，半夜喝一次，次日早上喝一次，速来复诊；并用利福平眼药水均匀、仔细涂擦病灶处。

12 月 11 日，观察小疱疹已退，只留色素沉着，大疱疹也已蔫了，果然奇效，上方再处 3 剂。

12 月 14 日，复诊已基本痊愈。

鼻炎验方二合一

俗话说："小药大功效，单方治大病。"做临床时间长了，收集了不少土单验方。很多验方只要用之得当，效果不错。我用一个治鼻炎的土方子治好了不少鼻炎患者。

这个单方很简单，就是用筷子蘸芝麻油滴鼻，每侧鼻孔滴 2、3 滴，每天 3 次，连用半月。有一个细节问题需要说明一下，这个芝麻油是用生芝麻做的小磨油，若用炒过的芝麻做成的油则无效或效差。

我在临床上经常用鹅不食草、苍耳子这个药对治鼻炎，把这两个方子糅合一下，取鹅不食草 15 克碾成细末，苍耳子去壳取仁 20 粒砸碎，生芝麻油 250 毫升，浸泡 5 天后滴鼻。

经过改进，治疗鼻炎的效果又增强了许多。

痤疮妙药穿心莲

痤疮一物虽不是什么大病，但此疾专挑迎面处长，疙里疙瘩，有的红肿，有的发黑，有的顶部带个白点点，有的结个硬块块儿像疖子，很不美观，还又痛又痒。

中学生高某，罹患此疾，脸上、额头上、下巴脖子长满了黑紫难看的硬结，输了很多消炎药，吃了很多中药，效果不怎么理想。

一日转来我处，嘱其：穿心莲 10 克，泡茶喝，上午、下午各 1 杯，连喝 20 天，痤疮好了 2/3，再喝 20 天基本治愈。

穿心莲不仅能治痤疮，对其他面部疾病效果也不错。下面是我的亲身验证，并且试着阐述一下它的作用机制。

2012 年 6 月底，我的面部两颧至鼻翼两侧皮肤出现红斑，手掌触之发热微烫，并且出了一层小米样颗粒，间杂数个黄豆大毛囊疖肿，顶部有白色脓点，影响美观。治了一段时间，病不见好转反有发展趋势。我反复揣摩：心主血脉其华在面，肺主皮毛（这里指面部皮肤），此疾应和心肺二经有关，何不从脏腑辨证入手？

五脏：肝——心——脾——肺——肾
五行：木——火——土——金——水
五味：酸——苦——甘——辛——咸
五色：青——赤——黄——白——黑

分析：心对应火，火者发热也（手掌触之发热微烫）；心对应赤，赤者红色也（面部皮肤发红）。

选药：中药穿心莲饮片 10 克泡茶喝。穿心莲味道极苦（心对应苦），入心肺经，清肺热去心火（心对应火），凉血（面部热）解毒。

方证对应，病机相符，其病安有不除哉！持续用药 2 周，果愈。

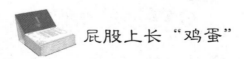

屁股上长"鸡蛋"

患者王老太，左边臀部长了个疙瘩，用了很多外用药也下不去，令她坐不成凳子，日常生活很不方便。在儿子的陪同下来找我看中医。

经查，疙瘩外观不红不肿，皮肤颜色与周围也一样，大小如柴鸡蛋，椭圆形，与周围组织无粘连，活动度良好。

思来想去，我想到了刘绍武老师的攻坚汤，这个方子整体治疗，既能提高免疫力促进新陈代谢，又能治疗无名肿块，且药性平和，对老太太的病有益无损。

处方：柴胡 15 克，苏子 20 克，党参 20 克，炙甘草 10 克，黄芩 15 克，花椒 5 克，大枣 6 枚，夏枯草 30 克，牡蛎 30 克，王不留行 50 克。10 剂药后肿块明显小了许多，继服 20 余剂，肿块消失得无影无踪。

 ## 胃病验案

自开设胃病专科以来，治愈消化道疾病颇多，引起了同行们的注意，前来询之，问我可有什么秘法。我如实说："我没秘法，辨证施治即是密法。"同道不悦，以为我太保守了。今举几例胃病验案以证之，以脱误解。

（1）寒症：患者屈某，男，28 岁，胃痛年余，问诊得之：吃生冷食物，喝冰镇冷饮，或骑电动车凉风吹到肚子上，都会诱发胃痛，气温稍下降，晚上睡觉就得用暖水袋放在肚子上。脉沉紧，舌淡苔白。

辨为：寒邪袭胃、营卫不和。处方：黑附片 10 克，桂枝 15 克，白芍 15 克，炙甘草 10 克，生姜 25 克切片，大枣 10 枚。10 剂愈。

（2）热证：高中学生李某，胃痛月余，诊之：脉弦数，舌质红。

辨为：热邪犯胃。处方：黄连 10 克，栀子 10 克，川芎 6 克，香附 10 克，枳壳 15 克，陈皮 10 克，炮姜 3 克。4 剂药速愈。

（3）虚证：一老太，老胃病，问诊：身倦乏力，走路走远点就得蹲下来歇歇，自感接不住气，胃有点下坠的感觉，吃饭不多，微痛微胀。

辨为：中气不足，胃失和降。处方：陈皮 10 克，白术 12 克，黄芪 15 克，升麻 6 克，柴胡 10 克，炙甘草 6 克，人参 6 克，当归 10 克，枳壳 10 克，香附 10 克。5 剂病去大半，随症加减调养半月。

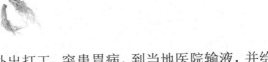

（4）实证：邻居外出打工，突患胃病，到当地医院输液，并给予奥美拉唑、克拉霉素、果胶铋、吗丁啉口服，吃得肚子撑胀、憋痛，从早到晚都不知道饿，不得已赶紧回来找我。吾诊之：脉滑实，苔黄燥，两天无大便。

辨为：阳明腑实证。处方：中成药，三黄片5片，清火栀麦片3片，大黄片3片，果导片4片，2包。嘱其晚上吃1包，第2天早上吃1包，2包药2元钱解决。

（5）气证：郭女士，患胃病到市医院中医科看后吃了几剂药，两胁胀满，吃不下饭，急转来我处。诊之：脉左关弦数，右关郁塞。

辨为：肝郁脾虚证。处方：柴胡15克，青皮10克，陈皮10克，枳壳15克，白芍15克，川楝子10克，黄芩12克，牡丹皮10克，党参15克，苍术10克，白术10克，半夏12克，厚朴12克。5剂药后两胁松软，纳谷变香。

（6）寒热错杂证：黄某，胃病日久，胃脘痞满嘈杂，自诉吃点东西就停留在胃口，像磨面的磨盘快不转圈了，吃热药胃病好转，但是嗓子痛、嘴烂，改吃凉药，嗓子舒服了，胃却难受了。苔黄、脉缓。

证属寒热错杂。处方：半夏15克，黄芩15克，黄连6克，干姜10克，炙甘草10克，人参6克，大枣6枚。3剂药后大为好转，随证加减继服至愈。

（7）肝肾阴虚证：张女士，患红斑渗出性胃炎，久治不效，以为得了不治之症。诊：脉细数、尺极弱，舌光无苔。

证属：肝肾阴虚、肝胃不和。处方：生地黄12克，熟地黄12克，沙参20克，枸杞子15克，麦冬10克，玉竹15克，白术12克。6剂其证大减，甚是欢喜。

上述病例足以证明治病应因人、因时、因地，辨证施治，岂可以死方医活人、死搬硬套、张冠李戴乎。

 桑叶的两个特效

临床上经常会遇到这样一种情况：辨证准确无误，于理于法都合乎情理，但是患者用药后就是效果不理想。我想可能是药的问题。一些老医生经常说：

"病看透了，但是药没下到，没有克症良药，也是拿不住病的。"这就需要我们谙熟药性，充分发掘药物的治病特性。这不桑叶的两个特效我验之，临床疗效非凡！

特效一：治红眼病特效。

2010年初夏，本地红眼病暴发，几乎是每家都有一两个人患病。众医皆无良法，输液、吃西药、点眼药，无效再喝清热泻火的汤药，有的能勉强控制，有的根本无效。我的法宝是：霜桑叶60克煎汤内服。刘老太，害红眼病，输了几天液没效，又喝凉药，喝得拉肚子也于病无益，两眼像揉进了沙子，磨、痛、红、肿，分泌物极多，上下眼睑粘在一起睁不开眼。经人介绍艰难地来到我的诊所，用手掰开一只眼，看到了我贴在外边的"红眼病特效药"，这才放了心，取了两包药，3日便愈。当然有些情况还是要辨证用药的。2012年11月13日，一中年男性找我治胃病，当时他的两眼发红有点不适，我想治病应该拣主要的治，也就没管他眼睛的问题。二诊胃病轻了，但是红眼没好，于是在处方里加30克桑叶，随访胃病、眼疾皆愈。我写的《肝气郁结肝郁化火案》中的女病人也有"红眼"兼证，直接在方子里加桑叶12克，二诊时眼睛就不红了。

特效二：治盗汗特效。

举例说明：2011年秋，一小青年患盗汗，每天晚上睡衣湿湿，得换两次衣服才能睡到天亮，吃了很多中药也没治好，很是苦恼，我在辨证方药里加桑叶粉10克，米汤冲服，1周即愈。青年某某，新婚不久就得了盗汗病，打电话求救于我，我让他用桑叶研粉15克，米汤冲服，很快治愈。

注：本文参考文献《名医魏龙骧医案》《一个传统中医的成长历程》《杏林集叶》。

 泄泻证别开生面的辨证方法

泄泻一病临床颇为常见。《医学三字经·十四·泄泻篇》："湿气胜，五泄成；胃苓散，厥功宏。"《难经·五十七难》将泄泻分为：胃泄、脾泄、大肠泄、小肠泄、大瘕泄，即五泄。现代医学又把泄泻辨证分型为：寒湿侵袭、感受湿热、食滞肠胃、肝气乘脾、脾胃虚弱、肾阳虚衰。但似乎有些慢性泄泻不在这些范畴，治疗起来缠绵难愈，这就需要另辟路径，在继承的基础上有所发扬。近来读到两则关于泄泻的医案，感到很新颖，故转录如下，供大家参考。

凡人阴虚脾泄岁久不止或化而溏泄，熟地黄一两，山药、山茱萸、白术各三钱，茯苓三钱，升麻三分，肉桂、五味子、车前子各一钱，水煎晚服。此方纯是补阴之药，且有升麻以提阴中之气，又有湿温之品以暖命门而健脾土，何至溏泄哉！

一妇泄泻两尺无神，此肾燥不合也。医用茯苓、益智仁即发晕，因用肉苁蓉三钱以润之，五味子八分以固之，人参一钱以益其气，当归身八分以养其血，白芍、甘草以和其中，炮姜二分以安其肾。2剂效，10剂愈。

 ## 小药大功效，单方治大病

吾在临床中刻意收录了一些土单验方，这些方子虽身份卑微，但功效卓著，人小力量大，堪与当今盛行之抗生素、激素相媲美！

这些都是我亲身经历或亲自验证的行之有效的方子，今公布之，期广为流传。藉以救济那些老弱病残的劳苦大众。藉以广布医德，积福行善，功德无量！

（1）父亲1996年患牙痛，发作时不能进食，患侧脸颊至太阳穴钻痛，躺在床上用手紧紧捂着脸，痛苦之状难以言表。用大黄适量浓煎去渣存汁，毛巾浸透敷患处，几次便愈，距今16年之久矣，再也没牙痛过。

（2）一中年教师病退后患扁平疣，双手掌长满像癞蛤蟆皮一样的疱疹，久治不效，到某医院皮肤科告知须激光治疗，花费大约需一两千元。吾嘱其买来几头大蒜剥皮捣烂醋浸之，每日泡手10分钟，20日后双手掌光鲜发亮，恢复如初。

（3）一老年妇女，身痒一年多，吃了很多抗过敏药，有小效，停药即瘙痒难耐。用醋泡鸡蛋，待蛋壳化后，搅匀抹患处，几天就好了。

（4）治流鼻血特效方：鲜艾叶、鲜荷叶适量煎汤喝神效！

（5）顽固性呃逆特效方：鲜花椒叶7大片，去净刺，切碎，白酒冲服，1次即愈！

（6）疝气妙方：熟地黄2两，枸杞子1两，川楝子1枚，水煎服。

（7）阴囊肿大验方：蝉蜕适量熬水洗之即可。

（8）小儿夜啼：牵牛子7粒，捣碎糊脐，2次就好。

牙龈出血灵验方

刘某，男，39岁，患牙龈出血3月余，吃稍硬一点的东西就出血不止；有时吐的唾液颜色都是红色的，早上尤甚，每天刷牙时也出血。看了几个医生，没什么起色。于是到某医院口腔科，说是牙结石引起，洗了牙，开了漱口的药，还吃了治牙周炎的药。未果。

经人介绍找我诊治，四诊后开药如下：

生地黄20克，玄参30克，麦冬15克，地骨皮15克，怀牛膝15克，蒲公英20克，丹参15克。4剂。

2剂药后牙龈出血大轻，4剂药后牙龈出血停止。继服4剂巩固治疗。

按：此案中的生地、玄参、麦冬，吴鞠通称其为增液汤。主用于无水舟停之便秘。钱镜湖《辨证奇闻》则因增液汤善于滋阴降火，用治鼻衄。吾据医理移治牙衄，加地骨皮清虚火，牛膝引热下行，蒲公英清肺胃之热，牙龈出血日久必有瘀血，加丹参凉血活血。诸药面面俱到，故收全功。

自创"温热灵"治疗缠绵的低热

每年初秋时分总会遇到一些低热缠绵，吃药打针无效，治疗起来很是棘手的病例。病人的大体症状是：体温 36.8～37.3℃，全身酸困乏力，口干，食欲不佳，早上轻一些，午后重一些。久治不效，迁延月余。我以前也治疗了一些，一小部分治好了，大部分都是"诸葛亮六出祁山"——无功而返。

今年又遇到几例，因既往治愈率极低，不敢经验用事了，费了一番功夫，自拟"温热灵"，治疗此病效果还可以。组成：柴胡、青蒿、荆芥、薄荷、金银花、连翘、葛根、山药、玉竹、石膏、甘草。

"伤寒以汗而解，温病以凉而退"，此病关键要分清寒温。个人认为此证属温病范畴。每年的这个时节送走酷暑迎来金秋，秋老虎时期昼夜温差很大，历经酷暑，人们的体内积聚了很多闷热之气，骤遇寒凉，有热胀冷缩之弊，温热之气被闭门留寇，故而低热绵绵，经久不愈。

方义：荆芥、薄荷解表散邪，柴胡和解表里，正气若虚加参芪，扶正祛邪。温邪潜伏在人体内，需要青蒿去透邪，并且引领药物去消灭它；外邪入里化热加石膏清热泻火，热不甚可去之；温热之邪伤阴耗津，用玉竹山药滋阴退热而不腻脾胃，且有补脾养胃之功；全身酸困用葛根解肌退热；金银花、连翘，清热解毒杀菌抗病毒；甘草协调，使诸药密切配合协同作战。

 ## 神奇高效快速的治疗方法

中医学是个伟大宝藏，是几千年中华民族辛勤劳动经验的结晶，是千百年来广大劳动人民长期与疾病作斗争所总结出来的行之有效的治病法宝。如：弹筋法（在大腿根部用手扣筋）治疗椎间盘脱出；在患者的脊背上找个筋，用针挑出白色津液，几秒钟治好痔疮；割耳水冲法治疗嘴㖞眼斜；火烧法治疗蜘蛛疮；山羊胡子烧后治疗羊胡子疮……这些民间绝技治病效果毫不逊色于现代医学的治疗手段。

刚开始我对这些治疗方法也不认可，心想那么简单荒唐的方法能治病吗？耳听为虚眼见为实，事实胜于雄辩。通过长期的基层工作，接触了大量的事例，我越来越强烈地感到这些疗法太实用了！太好了！太了不起了！兹举一典型的病例，以点代面予以证实。

男，43 岁，突发顽固性恶心，烦躁欲死，水米不进，到医院各项检查无异常，按胃病、胆道系统疾病治疗，药用西沙必利、半索拉唑、高效消炎药等，各种治疗手段用遍，尽皆无效。患者面色苍白奄奄一息，已 3 日没吃饭食，医院束手无策，下了病危通知。

邀余诊后，按民间"翻证"治之，取来缝衣针，在患者肛门处的紫疱刺了几下，顷刻患者面色转为红润，已能下床走动，胃肠咕咕噜噜，有了饥饿感，索要饭食。嘱家属只可给予稀粥慢服，稍后有了气力，出院步行回家。

 换个思路去治病

"熟读王叔和，不如临证多"。这句话启示我们：在临床上，一些病可以按传统的治疗方法去诊治，但也有一些病独处藏奸，按书本上的条条框框常规治疗往往没效，这就需要我们在临证中多去体会总结经验，甚至有必要打破常规，换个思路，另辟蹊径。现举例说明。

一中年男子，腹泻 3 年余，每日大便 4 ~ 6 次，便前肚子发凉，腹痛隐隐，食欲欠佳，苔微腻，脉弦滑。

按：肝郁脾虚，脾肾阳虚治之。药用：柴胡 15 克，枳壳 15 克，白芍 20 克，炙甘草 10 克，党参 15 克，白术 15 克，茯苓 20 克，补骨脂 15 克，干姜 8 克，附片 8 克，肉桂 6 克，山药 30 克。10 剂。

二诊：诸症均减，唯有腹泻次数不减。上方稍事加减。10 剂。

三诊：病情变化不大，大便次数仍多。基础方加肉豆蔻、赤石脂、禹余粮、石榴皮。

四诊：病情不减，反增恶心干呕，宿食，肚胀。细思之：患者腹泻日久，消化吸收功能衰退，兼之肠道病变传导失司，清理糟粕功能下降，犹如电脑程序用之日久，垃圾文件积聚，拖累系统变慢一样，清理之便可健步如飞。三诊过用收涩药，有闭门留寇之嫌。上方去收涩药加大黄 15 克。10 剂。

五诊：患者面露喜色，告之病情轻了很多。

慢性腹泻反用大黄，有悖常理常规。患者四诊取药走后，心中忐忑不安，翻出关于腹泻的名医医案仔细研读，终于找到刘绍武前辈治疗慢性肠炎的调肠汤，其治疗方针与我的思路甚是合拍。刘老使用大黄的机制："肠道的慢性炎症日久，其分泌之黏液多积聚于肠之皱襞间，其潴留于回盲部，覆盖于肠黏膜，影响吸收功能。功能低下，则出现食欲减退，身体消瘦，精神倦怠、腹胀时痛等症状。所以治疗慢性肠炎，推除这些积聚之黏液是很重要的，只有推陈而后才能生新，使局部症状得到改善。局部得到改善，全身症状也随之而变。用大黄就是解决积陈这一矛盾的。其机制是增强肠壁的蠕动从而协助方中其他药物共同作用，推陈生新。"故借鉴之：药用调肠汤兼顾整体治疗和局部治疗。

处方：柴胡 15 克，苏子 20 克，党参 20 克，炙甘草 10 克，黄芩 15 克，川椒 10 克，大枣 10 枚，枳实 15 克，白芍 30 克，川楝子 30 克，小茴香 15 克，大黄 10 克。

至此患者病情日趋好转，1 个月后果愈。

两方在手，产妇莫愁

且不说十月怀胎，我亲见有的孕妇妊娠反应很重：头痛如裂，干呕的水米不进，吐的肠子简直都要出来了；有的习惯性流产，自怀孕起就开始了长达数月的床上生活，不敢下床活动，等等数不胜数，饱尝辛苦。好不容易挨到临产，却因怕"剖腹产"而整日担惊受怕，寝食难安，受到极其残忍的精神和肉体的双重折磨！

我在临床上用两个方子给一些产妇治疗难产（方 1）或产后瘀血腹痛，恶露不行（方 2 的适应证），有一定的效果，在此分享给大家，有是证用是方，希望这两个方子对大家能有所帮助。

方 1：开骨散。当归一两，川芎五钱，龟板八钱，血余一团烧灰，生黄耆四两。

方2：生化汤。当归24克，川芎9克，桃仁（去皮尖）6克，干姜（炮黑）2克，炙甘草2克。黄酒引。

 ## 难缠的牙痛亲历记

"牙痛不是病，痛起来要人命"。

这次亲历还要从2010年12月底说起。记得那几日吃了芥菜、牛肉、甘蔗之类的粗纤维食物，右侧上颌第二磨牙处有点隐隐作痛，牙根处有憋胀的感觉，以为牙缝里面卡了东西，用牙签透了透，感觉好些了（顺便说一下，我平时体健，小毛病根本不在乎，很少吃药）。又过了2天，吃饭时发现这颗病牙不能嚼东西，一使劲儿就疼痛难忍，急忙吃了红霉素、甲硝唑、牛黄解毒片、布洛芬之类的药，用了3天，牙痛稍缓。一停药还是痛，就这样反复了几次，不得已，到某医院看了牙科，牙医说是龋齿，需要钻牙、补牙、安牙套。这样的话我的宝贝牙齿就毁了，我说我考虑一下。回家后咨询了一些牙痛的病人，他们说那种治疗办法弊端很大，他们安了牙套后牙倒是不痛了，但是，吃饭时不锈钢牙套和牙龈反复摩擦，导致牙龈化脓，最后不得不拔了牙才了事。看来此路不通，牙痛还是忍着吧！

就这样又拖了3个月。说来也巧，接连遇见几例外伤后厌氧菌感染的病人，用了过氧化氢溶液效果不错。突发灵感，口腔内感染大部分不都是厌氧菌引起的吗？何不用过氧化氢溶液试试，我按1∶1的比例，用一半自来水一半过氧化氢溶液混合后，用棉签蘸着药液局部用药，哪痛抹哪儿。

没想到效果出奇的好，接连用了5天，牙痛被我彻底征服了。

 ## 治流鼻血神效方

我有一方治疗流鼻血，临床用之多年，效果灵验！

病例一：一母亲到处求医问药，逢医就问。一日寻到我处，苦诉：其子今年上初一，自小学二年级开始流鼻血已数载。有时轻微地摸一下，就流血不止。其病时好时坏，近期越发严重，心慌气短，头晕目眩，面黄肌瘦，不得不休学。我说我有一方治疗此病效果不错，这位母亲马上说只要能治好，不讲代价，花多少钱都行。我说不让你花一分钱，自己回家寻来煎熬即可。5～6日，果愈。

病例二：一中年男子在上海打工，患流鼻血月余，到专科医院检查，诊断为鼻中隔弯曲，告知必须手术治疗方可。我说手术没那个必要，如此这般这般即可。

病例三：儿子3岁时患流鼻血，考虑此方药有点苦，不好灌服，用了点清热去火的中成药，谁知两天后的晚上病情加重，心痛不已，次日即用此方，1剂即愈。

此方应用多例，效果都非常好，取名艾荷汤，根据患者年龄段的不同，采鲜艾叶适量，鲜荷叶适量，放一起熬茶喝，轻者1剂，重者2～3剂，药到病除。

 顽固性呃逆治验附特效方

"呃逆"，俗称"打嗝"，相信大家日常生活中都会遇到，可能还亲身经历过。当然我本人也体验过，深知其中滋味。

近期治疗了3例：一例是喝酒后受凉迎风引起的；一例是打点滴引起的；还有一例是喝冷饮、吃冰糕引起的。证情基本一样，患者一天到晚不停地打嗝，睡觉呼吸困难，不敢平卧，整夜整夜地坐着。有的患者嗝得心口痛，有的嗝得翻江倒海地往外吐。

患者四处求医，有按"胃气上逆"治疗；有按"膈肌痉挛"治疗；有按"胃寒气滞"治疗。药基本上是"旋覆、代赭""丁香、柿蒂""山莨菪碱""谷维素、维生素B$_1$"之类，更有甚者用上了副作用极大的治疗精神病的药，结果呢？

或有小效或无济于事。

我的治疗方法是：鲜花椒叶 7 ～ 10 片（其叶背面有小刺应去净刺），洗净切为碎末，适量白酒冲服，基本上用 1 ～ 2 次就好了。

 ## 父亲的肚子胀

父亲肚子胀，由此引起饭食减少已十余日了，自己吃了四消丸、保和丸、山楂丸、吗丁啉等，症状不减。

某中医四诊合参后曰："脾气虚弱，寒湿困脾。"处方香砂六君子汤、合理中汤加黄芪、山药、厚朴、枳壳、焦三仙等。照方抓药，谁知老爷子服药后，肚子胀得更狠了，连路也走不动了。又以小承气汤化裁，老爷子服药后，解了两三次稀溏大便，浑身无力，中气更虚了。

观老爸精神面貌尚可，略显疲惫，肚胀如鼓，不思饮食，强免食之撑得难受，小便短少，大便二日一行，脉滑实，苔白厚腻，活动后有点气虚。吾陷入苦思之中，考虑脉滑实，舌苔厚腻，应属实证，小便不利，水饮积滞为患。用控涎丹黄豆大 18 粒顿服，36 分钟后，老爸肚子里矢气频转，解下半盆污秽臭浊大便，二便通利。老爸顿时神清气爽，并且有了食欲。炖小米粥徐徐服之，稍后用柴芍六君子汤善后。观察二日，一切正常，病愈。

 ## 两元钱治好了我的结肠炎

1996 年春，我在上学期间患上了可怕的结肠炎，每天早上 6 点钟前后，肚子准时报警，必须准时如厕。

上午和下午就惨了，肚子也会不争气，大便日 4 ～ 5 次，临厕大便涩滞不行，努挣乏力，蹲得两脚发麻。察便黄白相间，便尾附带一层白色的黏冻。

急请专家诊治，或言脾肾阳虚，或云脾虚湿滞。开了中药一大包，西药一大堆，历时两年多，疗效平平。

最后痛定思痛，求人不如求己，仔细揣摩自己的病情，终于找到了疾病的实质——脾虚积滞，拟健脾利湿消食化积，导滞通便。无奈上学期间喝汤药没地儿熬，几经筛选，选定四消丸，1元钱1盒，1次1袋，日服3次，一盒病大轻，两盒顽疾除。

 非常实用的临床小经验

一中年男子，右眼下眼皮内侧睑板里边出了一个小米粒大小的霰粒肿，有摩擦感，微痛，下眼睑充血发红。吃了几天消炎下火的药没什么效果。嘱其用地塞米松滴眼液每次滴3滴，然后按摩患处30秒，用此法6次愈。

患者段某，左下肢大面积烧伤，涂烫伤膏后绷带缠绕包扎，换药时，绷带粘连在创面上，很难揭掉。我发明一法，简便实用，很受患者欢迎，现在把这个经验介绍给大家：0.9%的氯化钠注射液250毫升，接上输液器，去掉针头，冲洗患处直至创面浸透，接着一手持镊子夹住纱布边缘，揭开纱布，充分暴露纱布与创面的结合部，另一手持输液器喷口对着结合部冲，两手配合一边冲一边揭，很容易就揭开了。

有不少患者，静脉注射甘露醇、氨基酸、氯化钾、红霉素、头孢等药品时，注射部位会隐隐作痛，这时可把注射器针柄旋转180°即翻过来固定就能缓解或消除疼痛。

患者吴某，男，下颏上左侧嘴角旁，长出一硬结，疼痛憋涨红肿，外抹药膏、吃抗生素没什么效果。嘱其用清凉油抹患处，每日3～4次，两天后，患处蜕了两层皮，硬结消失得无影无踪。

冀某，外伤感染后遍施诸法久不收口，吾用0.9%氯化钠注射液加几只庆大霉素针，边冲边用无菌纱布块擦洗创面，直至伤口流出鲜血，然后把云南白药粉均匀地撒在伤口上，无菌纱布包扎固定，不日而愈！

青年陈某，脚底下出了一层豆粒大的痒疹，瘙痒难耐，抓破后流水，抹达克宁、百癣宁、黄皮肤、皮炎平等药膏无效。让他抹土槿皮酊，患者摇头："我抹过了也没效！"我笑曰："不是不效，是不得法尔！你按照我说的做，土槿皮酊特效也！"嘱其："温开水泡脚后洗净，用土槿皮酊抹患处，观察药液干了就抹，不停地抹。"依法行使，果不其然，速愈！

 ## 我的乳腺增生经验良方

病机探析：尝观之乳腺增生一病，多因夫妻不和、家庭不睦、婆媳关系紧张而诱发。气、怒伤肝。女子以肝血为本，肝体阴（血）而用阳（气），久之肝血暗耗，肝失调畅导致气机紊乱，气滞血瘀进而产生局部病理产物，即西医病理之变质、渗出、增生。乳房正处于肝、胃二经的循经路线上，女子乳房天生弧度，气血到此易于停滞，故乳腺增生多见尔！

有理有法：治宜调肝、和血、行滞、破瘀，兼顾脾胃。

临床验证：某患，患乳腺增生久治不愈，双乳内各生一核桃大小的疙瘩，乳房坠胀疼痛。严重时走路需双手托双乳，工作生活诸多不便。转来我处，四诊合参后处方：丹参 20 克，王不留行 20 克，土鳖虫 10 克，正品皂角刺 20 克，橘核 15 克，醋川楝 10 克，醋柴胡 15 克，木香 10 克，郁金 10 克，陈皮 10 克，醋青皮 10 克，枳壳 15 克，白芍 15 克，炙甘草 10 克，当归 15 克，鸡血藤 30 克。10 剂。痊愈。

 ## 外因性食管炎灵效方

临证多年，遇到多例因食用焦边馍、焦饼子、油炸食品、油条、过热的饭菜而划伤或烫伤食道的患者，大多食道充血、水肿，局部异物感强烈，发紧、发干、发憋，吃饭时有哽噎感，勉强下咽，甚者不能进食。

治疗起来药片无法服用，只能用汤剂或输液，起效缓慢或无效。

每遇此证吾用：栀子 10 克，淡豆豉 10 克，捣粉泡茶喝，不拘次数，有的患者喝下去就感到舒服，治愈众多。

经典之真假胸膜炎

患者胸前壁疼痛，医院诊断为：胸膜炎，治疗一段时间无效，接连转了几家医院，做了很多检查诊断还是胸膜炎。花了不少钱，一年多了还是痛。

至某医处诊断为：假性胸膜炎，按神经性胸痛治之，药仅 3 味：枳实 10 克，枳壳 15 克，当归 15 克。连服 16 剂，区区几十元把病给治好了。

经典之药物性肝腹水治验

患者丁某，男，56 岁，久病，用药不当导致药物性肝损伤并且出现肝腹水，越来越重，肚大如鼓，肚皮紧绷绷的！医院治疗一段时间下了病危通知，转上级医院，上级医院拒收，给患者判了"死刑"。缓期 3 个月。

患者万念俱灰，数着日子活命。后遇一医，处方：西瓜 1 个，在一端去顶掏出瓜瓤少许，把四两红糖装进去，再把顶封好，放在锅内的篦子上蒸熟，喝瓜内的汤。

患者今年 63 岁，7 年过去了，依然健在。

二辛汤治牙痛，代赭石治头痛

病案 1：某患，男，牙痛 2 个月，消炎药吃遍，时轻时重，现病牙一侧不能咀嚼东西，吃起饭来，诸多不便！

吾细察之：牙齿本身无大碍，牙龈微肿，用指腹摁压牙周，痛显著。

处方：二辛汤，生石膏粉 20 克，细辛 5 克，患者舌体胖大、舌面水滑，加正品旱半夏 10 克，同煎，并嘱用药液擦患处。1 剂速愈。

选方思路：牙龈阳明胃经所住，牙龈红肿故用石膏清胃热。细辛根茎入药，为解热、利尿、镇痛、镇静药，止痛力强，对于头痛、齿痛都有较显著的疗效。石膏用量数倍于细辛，去其温热的偏性，发挥其止痛的作用，两者合用并行不悖。又因患者舌体胖大、舌面水滑，故加半夏燥湿化痰、和胃降逆。

病案 2：某患，女，连日生气，两胁下胀满微痛，叹气连连，伴头痛。

处方：柴胡疏肝散加减。2 剂。

药罢诸证好转，唯头痛不除。虑：肝郁化火循经上炎，原方不变，加代赭石 15 克，重镇降逆，以平肝火。1 剂头痛立除。

 ## 中医快还是西医快

患儿，3 岁半，患咳嗽，当地儿科诊所诊断为毛细支气管炎，输了几天液，咳嗽还是老样子，又开始发热。无奈转到某儿科专家处，按肺炎输液治疗，输了几天，一次捏鼻子灌药呛了一下，咳嗽得更厉害了，急到某医院儿科住院治疗，半月后花费 6000 多元，热退了，但是咳嗽没什么好转，带药出院观察治疗。

后转来我处，孩子剧烈地咳嗽了一阵儿，憋得脸红脖子粗，四诊后给孩子开方：

荆芥 8 克，防风 6 克，半夏 6 克，陈皮 8 克，茯苓 10 克，桔梗 5 克，甘草 5 克，前胡 10 克，连翘 10 克，首乌藤 15 克，僵蚕 10 克，蝉蜕 8 克，山楂 10 克，鸡矢藤 10 克。

药到病除。数日咳嗽，3 剂药摆平了。

注：此方是《社区医师》杂志所载的治疗喉源性咳嗽的效方，我拓展应

用于治疗儿童气管炎，效果也不错。

突发性耳聋

邹某，女，58岁，某日淋雨感冒，吃了几天药感冒好了，突发耳聋，治了十几天没治好，转到我处就诊。

处方：麻黄10克，杏仁15克，甘草12克，苍耳10克，辛夷花15克，鹅不食草10克，九节菖蒲15克，赤芍15克，川芎10克，桃仁10克，红花10克。2剂。

3日后复诊，病愈，患者要求再吃2剂巩固治疗。

几个月后另一患者来诊，男，43岁，也是感冒后耳聋20多天。照上方抓药3剂予服。立愈。

巧治"大趾发"

"大趾发"是个俗称，其实它的学名叫作甲沟炎。

某女，患甲沟炎数日，输液青霉素2天无效，医生又加了一瓶头孢，输了3天，还未好转。转诊我处。经查，其左脚大踇趾又红又肿，上面糊了一层厚厚的药膏。

嘱不再输消炎药，洗净脚，嚼些黄豆敷在患处，连用几天。

数日病愈。患者连称，黄豆还能治病，真稀奇！

神奇的药酒

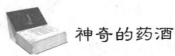

患者左侧胳膊肘部又凉又痛，开空调、吹电扇的时候，必须得用个小被

子裹得严严实实的。病程已达数年。

诊其脉沉迟、右尺极弱，知其气血亏虚，肾阳不足。正所谓：正气存，内邪不可干；正气若，虚邪气必凑。风寒湿邪逐步从皮毛→肌肉→筋脉→深入骨髓。

病情日久。"冰冻三尺非一日之寒""病来如山倒，病去如抽丝"，这个抽丝祛病一时半会儿难以取效。怎样才能又快又好地把患者的病治好呢？

丸、散、膏、丹、汤剂、酒剂，思来想去，把治疗方法定在了"酒"字上。

方用：黑附片 10 克，干姜 10 克，肉桂 10 克，黄芪 30 克，当归 20 克，枸杞子 30 克，杜仲 20 克。

上药用 5 升白酒泡 7 天，每次喝 20 毫升，每天喝 2 次，可以喝一个半月，疗效持久而稳定。再者酒还能促进血液循环加快药物吸收。患者说："喝这个药酒后 10 日痛轻，20 日后疼大轻，30 日后痛控制，40 日后病愈。"

效方从来如此之效

2009 年，退休教师侯老师，送给我一个治疗黄疸的方子，他说这个中药方，药简力宏，治好了不少黄疸患者。方子来源于他的一个同事。那是多年前他所担任课的班上，一个学生得了黄疸，怎么也治不好，并且病情越来越重，不得已休学在家。后来他和同事一起去那个学生家看望学生时，同事说："我有一个治疗黄疸的方子，效果不错，你可以试服一下。"仅服 3 剂药，那个学生的病就彻底好了。侯老师亲见这个方子效果神奇，就抄了一份保存了下来，在他教学生涯的几十年中，每当遇到黄疸的患者就拿此方给患者治疗，大部分效果都不错。

此方到我手中后，我也试用了几例黄疸患者，确实效果不错，特别对于那些经过辨证施治后效果不理想的患者，直接拿此方给患者治疗，有时能起到意想不到的效果。

此方使用简单，基本上不需要太复杂的辨证，并且没有副作用，重要的是能经得起重复验证，是个很不错的验方，所以我把它奉献给大家。

　　处方：生地黄10克，当归10克，川芎10克，茵陈20克，茯苓10克，花粉10克，猪苓10克，泽泻8克，赤芍8克。阴阳水煎服。

　　注：上药必须选用道地药材才能发挥出充分的药力。

 ## 张伯传我鸡眼方

　　鸡眼一病在临床上很常见，它是足部皮肤局部长期受压和摩擦引起的局限性、圆锥状角质增生。皮损为圆形或椭圆形的局限性角质增生，针头至蚕豆大小，呈淡黄或深黄色，表面光滑，与皮面平或稍隆起，境界清楚，中心有倒圆锥状角质栓嵌入真皮。因角质栓尖端刺激真皮乳头部的神经末梢，站立或行走时引起疼痛。鸡眼好发于足跖前中部第3跖骨头处、踇趾胫侧缘，也见于小趾及第2趾趾背或趾间等突出及易受摩擦部位。

　　这种小疾一般情况下算不上什么，大家也基本上不去重视它。轻微的鸡眼用鸡眼膏贴一贴就好了，但是特殊的顽固性鸡眼就不那么好治了。我就遇到这样一例患者，他用鸡眼外抹的药、内服的药用遍都治不住，改用微波烧、激光激，把病灶处烧了很深的一个黑洞洞，周围皮肤都烧焦了，烧了几次也没把这个鸡眼搞掉，就这样年复一年地困扰着他。

　　方子来源于张伯的一个战友，其当兵时就有鸡眼，并且是多发性鸡眼，怎么也治不好。后来复员到地方上一个硫黄厂里上班，有时车间里的硫黄水把他的鞋浸透了，长鸡眼的病灶处不那么难受了，所以也就没有换鞋子，就这样不知不觉地发现脚上的鸡眼都没有了。

　　后来张伯又在这个方子里加入生石灰，用于增强腐蚀性和渗透性。具体的用法是：生石灰100克，硫黄150克，加水适量熬滚后装瓶备用，每天用这种药液抹鸡眼，日3～4次。我用这个方子治好了一些鸡眼患者，故把它献给大家。

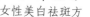

 ## 女性美白祛斑方

白皮冬瓜500克去皮、去瓤、去子，切成小块儿，冰糖一两，加适量水熬成糊状，放冰箱内保鲜，每晚取适量做面膜，有很好的美白祛斑的功效。

 ## 能经得起多次验证的高效方

多年前建筑工人杜某，患呃逆。首先要强调的是他这个呃逆不是一般的呃逆，多处治疗、百药不效，严重地影响了他的日常生活，譬如：吃饭、睡觉、说话等，这种顽固性的呃逆我以前没见过，没有很好的治疗经验，所以没把握，难免有些压力，只好先给他开两天药，把他打发走，随后赶紧向张叔（我的一位老师）求援！

张叔闻听后笑着说："这有何难，我给你说个药方保证药到病除。"方子如下：

鲜花椒叶7大片，去净刺切碎，白酒冲服。

拿到这个方子我也将信将疑的。2天后杜某来复诊说："那两天药没有一点儿效果。"甚是不悦，我只好把张叔给我的方子配好后让他服下，仅仅几分钟的时间，呃逆戛然而止。

虽然亲眼见证了这个方子的高效，但是由于没有经过多次验证，每当遇到顽固性呃逆患者，使用起来心里还是没底儿，后来随着快速治愈的病例越来越多，也愈来愈感到这个方子的神奇，自此又有了一个克敌制胜的法宝。

在基层干个体中医，假如你没有一些看家本领是很难站稳脚跟的——新农合定点没你的份儿，医保刷卡没你的份儿，低保报销没你的份儿，小病都去输液，大病都往医院跑……个体中医的生存空间越来越小。

近期我又治愈了几例呃逆，效果都是速愈并且不用辨证，只要见到呃逆就可直接应用，方便快捷，所以我觉得有必要把这个方子再老生常谈一下，俗话说："人不可貌相，海水不可斗量。"希望大家能重视这个不起眼的方子。

2014年9月13日晚上8点多，王叔找我治疗他的呃逆，当时天正下着大雨，出去寻新鲜的花椒叶很不方便，我忽然想起论坛上仁心妙手老师介绍的治疗呃逆挺有效的那个方子：白芍60克，甘草20克，丁香10克，柿蒂30克。简单的辨证后给患者抓了1剂。9月14日刚开门王叔就来找，说昨晚的中药喝后管了两三个小时没呃逆，凌晨一点多又喝了1次，现在又扛不住了。我想效不更方就又给他抓了1剂。9月14日晚上王叔又来了说：这剂药效果不理想，你再给我想想办法吧！因为事先有所准备，就把配好的药直接给王叔服下，王叔的呃逆霍然而愈。

2014年8月13日，某患者因感冒在某诊所输含有地塞米松的药液后引起呃逆不止，我把药配好后给患者服下，呃逆须臾即止。

2014年8月20日，高二学生钱某，饮食不慎诱发顽固性呃逆，我用上药给他服用一次即愈。

2014年7月，某村支书驱车几十里来治疗呃逆，上药随服随愈。

2014年1月，某患者，患顽固性呃逆住院花费1000多元，效果不佳，经人介绍来我处，上药3次愈。

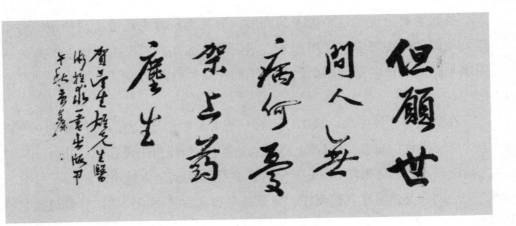

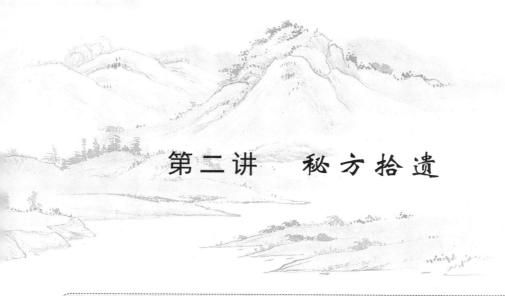

第二讲　秘方拾遗

　　泱泱中华，地杰人灵，先贤们创造了许多灵验无比经得起重复验证的中药配方，每个配方都凝结了他们多年甚至几辈人的心血，必然秘不示人，称之为秘方。这些珍贵的方子散落在民间，持方人大多谨遵祖训，宁可付之一炬，宁可烂在肚子里，也决不拿出来造福芸芸众生。惜之，痛之。

　　鉴于此，我把自己来之不易的几个秘方公布于众，借以抛砖引玉，用于挽救中医学之宝贵遗产。

 来之不易的秘方一：家传世方

　　曾祖父，吴凤宏，字仪久，早年就读于京师大学堂即现在的北京大学，毕业后放弃高官厚禄，毅然回乡创办私塾开设学堂，并且让入学者既学医又学文，文医兼修，旨在学成后造福乡梓。

　　随着名望的远播，结识了一位风水先生，这位风水先生在府上间断住了数年。曾祖父待若上宾，吃喝、穿的、花的、路费一应俱全，累计开支颇大。其亲眼看见曾祖父乐善好施！其一：村子里有一户逃荒而来的杨姓人家，每隔一段时间，就在曾祖父的卧室后墙边提名道姓地骂曾祖父，曾祖父每次听见后不但不生气，反而对伙计说某某家又没吃的了，赶紧给他们送些钱粮过去。其二：每逢天灾庄稼颗粒无收时，曾祖父就开仓放粮，舍饭月余，经过多次后，把许多家产都变卖了，自己住的楼房也典当出去了。

这些数不胜数的感人事迹传遍了方圆百里，人人皆称之为吴大善人，感动了许多父老乡亲，同样也感动了那位风水先生。临走时拉着曾祖父的手说："无以为报，送你两件东西吧，一个是一块宝地，你百年后安葬于此，可保人丁兴旺；另一个是我应用多年的专治铁骨瘤的骨科秘方，此方救人无数，保住了许多患者的肢体，吾平生从不以此谋利，免费施药，今天看来只有你能把这个方子传承下去，方子如下你可千万要保存好了。"

斑蝥 30 ～ 40 个，红娘子 30 ～ 40 个，大麻子 1 小把，去壳只要白的，大枣（去枣核）250 克，若出血出脓加倒退虫 10 ～ 20 个。

用法：上述诸药混在一起砸成粥状，外敷患处，2 个钟头见效，灵验无比！

铁骨瘤，自古难治之症，中医又称为"附骨疽"，西医称为"骨髓炎"，是指化脓性细菌感染骨髓、骨皮质和骨膜而引起的炎症性疾病，多数由血源性引起，也可由外伤或手术感染引起，多由疖痈或其他病灶的化脓菌毒进入血液而达骨组织，四肢骨两端最易受侵，尤以髋关节为最常见，儿童最常见部位为血供良好的长骨（如胫骨或股骨的干骺端）。临床上常见有反复发作，多年不愈的病例，严重影响身心健康和劳动能力。急性骨髓炎起病时高热、局部疼痛，若诊断不及时转为慢性骨髓炎，溃破、流脓、有死骨或空洞形成。重症患者常危及生命，有时不得不采取截肢保命的应急办法，但落下终身残疾，且手术费用昂贵，给病人和家庭造成痛苦。此病至今几乎不可能彻底治愈，且复发率极高。

 来之不易的秘方二：岳父珍藏了半辈子的秘方

岳父年轻时被派去建大坝。当时的社会生产力是极其落后的，没有现在的挖掘机、推土机、大型吊机等机械设备，全凭人力肩扛、手推、人拉、背背……岳父为人忠厚老实、干活很卖力，没多久就被累伤了，卧床不起、四肢乏力、稍事活动就气喘吁吁，渐渐地就食不下饭，变得面黄肌瘦的，就这样一个棒小伙子就被废了。

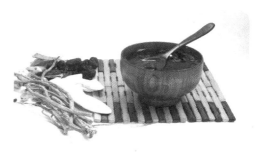

这种病在我们这里称之为伤中气，大多因过度劳累、长期超负荷、体力严重透支引起。家里人四处求医问药，吃了几背笼的中药，虽然病情不见好转，但是可以下床行走，后来打听到伏牛山的深山里，有一位老中医治这病非常得手。那时交通也不方便，连个自行车也没有，岳父就只身徒步前往，好不容易见到那个鹤发童颜老中医却吃了个闭门羹：我就是一个山野村夫，根本就不会看什么病，你请回吧！

第二次，岳父想了一个办法，给那个老中医同村的人带些小礼物，让他们引着去看病。这次那个老中医改口了，不说他不会看病，只说他是个土郎中，只会采些草药看些小毛病，像你这样的大病我哪能治得了，赶紧去大医院吧，这种病时间长了会要命的！

尽管这样，岳父还是岔三差五地去一次，直到一年后的一个冬天，下着大雪，岳父衣着单薄，怀里揣着仅有的两个馒头，光着脚步行了几十里，最后晕倒在老中医家门口。

老中医泪流满面，说："我不是不给你治啊，你这个病非我的祖传秘方不能治好啊，但是这个秘方祖上明训不得外传，我岁数大了，干不动活了，也配不成这个秘方了，本想把他带到墓坑里，但是你的精神把我的心焐热了，精诚所至，金石为开，也罢，这个方子就传给你了。"

苍术、黑矾、大枣、正品蜂糖、铁皮、飞罗面、大肉丝（生）各一两粉碎，制丸如绿豆子大，每日早晚服用一匙即可。

因效果神奇，岳父配了一服药就把病治好了，所以今天把这个方子贡献给大家。

笔者注：飞罗面是面粉生产车间飞落下来混有尘土的面粉。铁皮是铁匠铺打铁时飞落下来的铁屑。大肉丝即瘦猪肉切丝。

来之不易的秘方三：黄伯侯的膏药方

我家，闽人也，祖籍福建省泉州府晋江县，于清康熙初年随慕义伯黄胜（黄伯侯）迁至河南省。

黄伯侯的后人手里有一张治疗乳腺炎、乳痈、乳腺增生、肿脖瘟、无名肿块疙瘩、疖子的膏药方，效果灵验，愈人无数。这张方子代代相传从不示人，最后的传人是黄某某，在村子里大家都叫他老黄头，老黄头的孩子比较多，在那个年代单靠种地挣工分是很难生活下去的，老黄头就是靠着这张方子换些柴米、油盐、钱粮养活了一大家子人。后来随着时代的变迁，生活条件好了，老黄头的儿子们都参加工作了，所以这个方子也就没有接班人了。尽管这样老黄头还是铁了心的决不外传！

我同门的大伯眼看着良方埋没，就琢磨着怎样把这个方子保存下来。可是这个老黄头生性古怪，不好接近，也只有从他购药材时入手，谁知老黄头很狡猾，每次买药都这家买几样那家买几样，并且里边掺杂着一些其他的药，让人摸不着门儿。后来大伯就多次到那几家药店买药，慢慢地和药店的伙计混熟了，从中知道了一些药，然后再盯住老黄头家倒出来的药渣，一样一样地排除，真可谓煞费苦心。不知过了多长时间，膏药的配方就差关键的一味药了，老黄头把这味药研成面，装在一个密闭的瓶子里随身携带，只有在膏药将要熬好时才拿出来，对着膏药锅轻轻地磕几下。

大伯和村子里的老支书关系比较好，老支书长年在外地住，只有逢年过节才回来拜望乡亲们，老支书每次回到村子里大伯就前去问安。直到有一次无意间说起这件事，老支书说那是个剧毒药啊，俗话说："低头吃藤黄，抬头见阎王。"买这样的药需要我开证明，没有证明是买不来的。

后来这张方子辗转到了我的手里，无偿地奉献给世人，配方如下：

正品龙骨、正品象皮、净乳香、净没药、龙血竭、儿茶各三钱，藤黄五分，晒干的大癞蛤蟆1只，手指甲、槐枝、艾条适量，真香油250毫升，广丹三两，上药必须用铜锅、铜勺熬制。

来之不易的秘方四：道家传我神仙方

一位老太太来我这里看病，闲聊时说了一个令我非常重视的事儿。2009年夏天，她的儿子在田里浇水，中午时分又热又渴，就在地头的蓄水池里洗了个澡，并且喝了不少井水。因那个蓄水池里的水是从深水井里刚刚抽上来的，非常凉，所以洗后没多久，他儿子的手筋、脚筋就挛缩了，后来干脆连路也走不成了，双手也不听使唤，什么东西都拿不成。一家人急得像热锅上的蚂蚁，赶紧把病人送到大医院，花费一万多元，病情不见好转，出院后找了好多老中医，吃了好多中药也不行，直到前不久遇到了一位老道士，给配了几味中药并且给挖了几株"仙草"，兑500克羊肉煲汤喝，只喝一料药，病就神奇般地好了。给那个道士钱，道士说什么也不要，并且说那些药都很便宜的，他是积福行善的从没收过钱。

什么方子如此高效，看来得去拜访一下！

多方打听好不容易得知：最近那位老道士住在郊区很偏僻的一个村子里的一个废弃的民房里，离我这里还挺远。诊余时间，只要一有空就往他那里跑，每次去都带些点心水果之类的，或者拿些米啦植物油啦等等。有时道士没在家，我就在那里等，饿得肚子咕咕叫。有时下雨了道路泥泞，我把摩托车停在公路边，然后把鞋脱了光着脚，深一脚浅一脚一步一滑地步行前往。总之，去了很多次，但是每次去我都没提方子的事儿。

直到1个月后老道士要走了，我早早地赶过去给他送行，送了一程又一程，最后分别时老道士说：你我相识也是一种缘分！我观你相貌，将来在医学方面是可造之才，贫道无以相送，就把你早听说过的那个方子送给你作为留念吧！此方可以治疗月子病、产后风、贼风袭人，热人被冷水所伤等，效果非常好，你可以灵活运用。待会儿你折返过去，我住的那个院子里还给你留有几株金锁银开，此药极为稀缺，你可要精心种植妥善保管……

虽然此方来之不易，但是我还是把这个方子无偿地奉献给大家。

处方：小茴香15克，白茶豆20克（捣碎），金锁银开全草3株，羊肉500克，煲汤，吃肉喝汤。

笔者注：我经多方打听证实金锁银开就是金荞麦，这种药在云贵高原，药源不是很缺，可以寻的来。另外我经过多次实践发现用中药市场上的金荞麦也有效，这就为这张方子的推广提供了便利。

 ## 来之不易的秘方五：肾结石奇效方

一位农民大叔把一张他使用了多年治愈了无数肾结石患者的秘方，小心翼翼地交到我的手上。

大叔语重心长地说："吴医生，我观察你很长时间了，觉得你不但为人正直，而且医德也非常好。这张方子我来之不易，他伴随了我好多年，今天看来只有把他交给你我才放心！只有你配拥有他，也只有你能把他很好地传承下去！"

这张方子写在一张牛皮纸上，听完大叔的话，我感到这张纸沉甸甸的，似有千斤。

时光倒流，回到1998年，大叔得了肾结石，痛起来就痛得要命，到处治疗，吃了很多药也没治好，最后到大医院碎石，刚开始效果还行，但是没多久就复发了。就这样碎了几次，身体状况越来越差。后来听说某医院用中药治疗肾结石效果非常好，并且治愈后基本上不会复发，大叔当天就只身前往投医。

接诊的老中医把药抓好后，不让病人看药，也不让病人把药拿走，而是让其家属把药熬好后再给病人，就这样，大叔在那里治疗了没多长时间，肾结石就彻底治愈了。

大叔心想：一则这张方子能治好病，二则有朝一日万一自己的病复发了，老中医退休了怎么办？应该想办法去学一学。

但是老中医很保密，一般人根本就接触不了。大叔就找到这家医院的院长，说自己希望能在医院里当个长工，找些杂活干干，院长同意了，但是工资不高，可以管食宿。

就这样大叔一干就是 3 年。这期间给那个老中医家里干了很多下力活，慢慢地也就熟识了，也就顺其自然地得到了这张方子。

卷柏 15 ～ 20 克，何首乌 15 ～ 20 克，冰糖 50 ～ 100 克，煎好后备用，鸡内金研极细粉，每次用上述药汤冲服 10 ～ 15 克，每日 3 次。

这个方子经过我多年临床运用，渐渐地有了深刻的体会，感到这个方子理法、配伍、选药，面面俱到，科学合理，妙不可言，故在此浅释一下，以便大家能够更好地使用。

肾结石指发生于肾盏，肾盂及肾盂与输尿管连接部的结石。多数位于肾盂肾盏内，肾实质结石少见，平片显示肾区有单个或多个圆形、卵圆形或钝三角形致密影，密度高而均匀，边缘多光滑，但也有不光滑呈桑椹状。肾是泌尿系形成结石的主要部位，其他任何部位的结石都可以原发于肾脏，输尿管结石几乎均来自肾脏，而且肾结石比其他任何部位结石更易直接损伤肾脏，因此，早期诊断和治疗非常重要。

由此可见，肾结石对肾脏有一定的损伤，它可以导致肾功能的下降。这里需要说明一下的是此肾功能非彼肾功能，它不是我们通常认为的化验室里血液分析下的那个肾功能，这个肾功能下降后就使肾正常的新陈代谢的生理作用下降，按中医上来讲，这就是肾的正气衰弱了。"正气存，内邪不可干；正气弱，虚邪之必凑"，这就需要我们用何首乌来护肾，来滋补肝肾，来扶正祛邪。肾结石典型的症状是疼痛和血尿，这个痛不是一般的痛，是肾绞痛。这个疼痛的原因可能是结石刺激肾脏引起病灶处充血水肿、瘀血及其输尿管痉挛、毛细血管破裂引起的，这就需要用卷柏来活血化瘀、通络止痛，解除输尿管平滑肌的痉挛，扩张输尿管为结石的排出打开通路。结石需要大者化小，小则排出，这就需要用化金石之药鸡内金来化石，用冰糖来利尿诱导结石的排出。

探索春夏秋冬草

写世東西南北人

贺吕昌先生雄先生墨尚

出版甲子仲秋鲁谷原之

拙展书

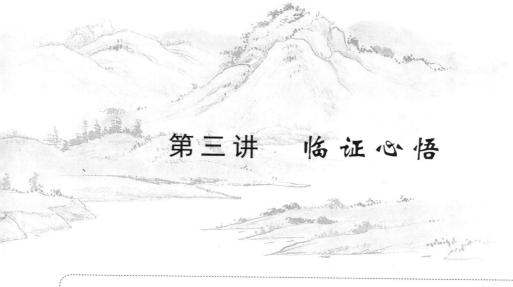

第三讲 临证心悟

孔子云："学而不思则罔，思而不学则殆。"一味地读书而不思考，就会失去主见死于书下，所谓"尽信书不如无书"，即指此意；而一味地空想而不去进行实实在在的学习和钻研，则终究是竹篮打水，一无所得。这告诫我们只有把学习和思考结合起来，才能学到切实有用的知识。

作者就是这样做的，也是这样学的。这些感悟虽不尽然，但是通过学思结合可以更好地查缺补漏，不断地纠错，不断地找出自己的不足之处，从而逐步提高自己的能力。这是一种很好的学习方法，持之以恒，定会受益匪浅！

 活学活用话完带

完带汤出自《傅青主女科》。顾名思义是治疗白带病的一张名方，而我不仅用它来治疗白带过多，而且还用它来治疗月经不调，用它来美容养颜，用它来治疗大老爷们久治不愈的腹泻等多种疾病。这时你可能要质疑：这张方子明明是用来治疗妇科疾病的，你却用它来治疗男同志的病或者其他类型的病，是不是张冠李戴了？我的回答是："方子是死的，人的思维是活的，这就叫活学活用。"

我们先来看看完带汤的药物组成及其功效主治，"完带汤中二术陈，柴芍车前与人参；山药甘草荆芥穗，祛湿止带法可寻"。

我为什么要把这张方子先背一遍呢？这就牵扯到学习中医的基本功问题，该背的必须得背下来，只有熟记牢背几百个常用的汤头歌诀，做到烂熟于心，临床上碰到适合的症候群才能信手拈来，方便快捷。其实你只要细心，就不难发现汪昂的《汤头歌诀》总结得非常好，用七言诗体编成歌诀，将每个汤剂的名称、用药、适应证、随证加减等都写入歌中，合辙押韵，读起来朗朗上口，易于记诵，是一本非常好的基础用书。

完带汤是怎么总结的，二术指的是白术和苍术，白术、苍术既健脾又燥湿，皆能治疗脾失健运、湿浊中阻之证，但二者的属性又有所偏，白术偏于补气健脾，苍术偏于苦温燥湿，因脾主运化水湿，所以这二者配合山药、党参、甘草就能够益气健脾燥湿。又因脾主升清，若脾气不升，就会精微不布，清气下走，清浊混杂，导致水湿下注，故用荆芥穗柴胡升达阳气升散除湿。柴胡、白芍疏肝解郁，车前子利湿，陈皮行气和胃，使补而不滞。名医岳美中经验，其常在补益剂特别是黄芪方剂中佐以陈皮，以免胀满之弊。

分析完后，方义十分明了，其不就是肝郁脾虚湿盛吗？因此，不管什么疾病只要我们抓住肝郁脾虚湿盛的病因病机，就可以用完带汤来进行治疗，举例说明。

（1）张女士，患月经不调，食少腹胀，大便溏，下肢微肿，脸上色素沉着，手背前臂有地图般的黑褐色水气斑，因其在迎面处影响美观，故多次到美容院也没什么效果，无奈转来我处用中药调养。诊其脉，左关弦，右关郁塞得比较厉害。四诊合参，她这个病是明显的肝气郁结，肝木乘土导致脾虚湿浊不化，进而气滞血瘀，出现月经不调、内分泌紊乱。

这不就是肝郁脾虚湿盛吗？所以我就用完带汤加上沈氏女科第十九代传人沈绍功的经典药对菟丝子、泽兰调节内分泌，香附、鸡血藤调经。效果出奇得好，3剂药病就全好了。

（2）丁某腹泻一年多了，怎么也治不好，经人介绍找我治疗。他说以前身体一直都不错，自从一年前胃癌手术后就得了这个顽固性腹泻。这时我不问他了，转问他的家属，得知：其手术后经常唉声叹气、忧虑，天天扳着手指头过日子，老是怕复发了。这不就是肝气郁结吗？再加上舌体胖大、齿痕舌等，这不就是肝郁脾虚湿盛吗？用完带汤加减，效果很好，调理了不到20天就好了。

（3）燕某，患妇科炎症、外阴瘙痒、白带增多，吃了很多药，不见起色，来我处治疗。在排队待诊期间，吾闻及：其言语时而愤恨、时而忧伤、时而愉悦、时而低沉，大概好像是其丈夫外遇，致长年夫妻不和。虽然还没给她看病，但是她这个肝郁的证候已经被我掌握了，再结合她的消瘦面黄、四肢乏力、食不消化、腹胀纳少、食后胀甚，以及妇科的白带量多，病因病机就很清楚了。

但是，既然是妇科炎症，为什么前医给她用那么的高级抗生素？那么多清热解毒的中药却不能根治呢？这就是治病舍本从末，只看到局部的表面现象而不去追求事物的本质问题，这也就是反复发作、反复用药、久治不愈的原因。

患者的这个病，如果不去解决肝郁脾虚湿盛的根本问题，而只去解决由此而引起的炎症问题，就不可能把病治好。女性生殖器的湿气不能很好地向外散发，久之就会由湿生热，继而导致宫颈糜烂。这也就是这个患者得病时间长了，白带变黄并且有气味的原因。用完带汤加减，若病向热的方向发展可以加点四妙丸，向寒的方向转化可以加点附子、肉桂等，观其脉证知犯何逆，随证治之。

感悟：中医源于生活，他与我们的日常生活紧密相连无处不在，"世事洞明皆学问"，不管你做家务也好、干农活也好，都要想一想这些事情和中医有没有联系，做到学思结合，就能把中医知识和这些自然现象有机地结合起来，这样学习起来就会其乐无穷！

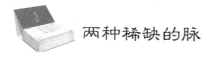

两种稀缺的脉

一例是十年前一位60多岁的老者以脉试医，我切六脉皆无，心里顿时有些慌乱，稍事片刻，在患者的手腕处边旋转边切脉，很快在手腕背侧找到了脉搏——好个"反关脉"啊！

老者说他这个脉让好多中医现丑，因为把完脉后他会问医生关于他的脉象，医生说是什么什么样的脉，然后开药，他就要责问："脉都没把好你开的什么药？生命岂可儿戏，也太不负责任了……"

另一例是2014年2月27日下午的一个病人，切左脉滑数有力，切右脉时感到很弱很弱似有似无，假如真是这样，左边和右边的脉象反差也太大了，还好我多长了个心眼，仔细切脉在手腕的侧棱上找到了真实的右脉——"斜飞脉"。

把脉是一种实践性很强的学问，它对我们中医特别是干个体的中医来说至关重要，因为我们手中除了血压计、听诊器、体温计这些简单的器械外，基本上没有什么可以供我们临床诊断用的仪器。经过长期的实践，体会到脉学不仅博大精深而且方便快捷实用性极强，许多时候诊断疾病并不亚于现代先进的检测手段，因此我觉得应该下功夫用心地把它学好。

 关于大青龙汤中石膏的作用

大青龙汤是麻黄汤的变方，即麻黄汤剂量变化后加石膏、姜枣而成，加姜枣尚好理解，唯加石膏的功用极难揣摩，大多历代先贤医家的注解为：清里热。

在此基础上，我在长期的临床实践中有了一点新的认识，和大家商讨。

咱们先来看看《伤寒论》关于麻黄汤和大青龙汤的条文及其两方的药物加减、剂量变化。

（1）麻黄汤：麻黄三两，桂枝二两，甘草一两，杏仁七十个。

太阳病，头痛发热，身痛腰痛，骨节疼痛，恶风，无汗而喘者，麻黄汤主之。

（2）大青龙汤：麻黄六两，桂枝二两，甘草二两，杏仁四十枚，生姜三两，大枣十枚，石膏如鸡子大。

太阳中风，脉浮紧，发热恶寒，身疼痛，不汗出而烦躁者，大青龙汤主之。

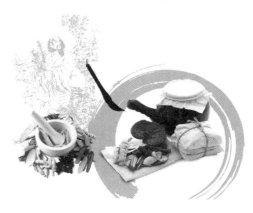

（3）这个"无汗"和"不汗出"在程度上是有很大区别的，无汗可能是疾病的起始症状，还没用过药，用药后有两种情况，或出汗或不出汗，但是这个"不汗出"有可能是用了药发不出汗或者是用药量过小不能克病，这也进一步说明了感受寒邪后风寒郁闭的比较重。

（4）再看那个"烦躁"，麻黄汤没有"烦躁"，大青龙汤有"烦躁"。"烦躁"二字值得玩味，临床上长期观察：中等度发热38.5℃以上39.5℃以下，患者大多都能耐受，但是高热体温39.5～41℃，患者往往耐受不了，这就像夏天高温天气时，人们大多热得受不了就心烦急躁。

（3）、（4）两种现象，一则说明表邪重，一则说明发热的热势比较高。表邪重就需要加大解表药的剂量，所以大青龙汤中的麻黄剂量翻倍加至六两。由于热势较高，桂枝温燥有可能助长热势，但是桂枝也不能去掉，因桂枝可以修复汗腺正常的生理功能，所以桂枝维持原剂量不变。麻黄加量后发汗力量强大，服用后有可能过汗，这就需要加姜枣辅助中州（脾胃为气血生化之源）以滋汗源防患于未然。临床上还有一种现象：发热的病人服用麻桂剂后体温会短暂地小幅度地升高。我本人这些年有几次发热，当体温38℃左右，服了麻桂剂后短时间内体温会升到39℃以上（这是我用药前、用药后反复多次量体温，亲身验证所得），假若一个高热的病人体温在41℃左右，你给他用了麻桂剂，他的体温就有可能达到42℃左右，这个温度超过了人体的生理承受极限，就会把人给烧坏，成年人也许会好些，小儿就很危险了，因为这个体温会很快导致小儿高热惊厥！

那么这种情况该怎么办呢？这个时候石膏就派上用场了，石膏辛凉，辛则可以宣透解肌帮助麻桂解表，凉则可以监制、中和，麻桂之辛温使其升高

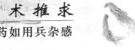
体温的副作用降到最低，另外石膏富含钙质，对大脑体温调节中枢有一定的镇静抑制作用，这可以解除患者"烦躁"的症状，同时其镇静作用对于高热惊厥也是一种"未雨绸缪"。

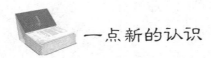

一点新的认识

说起外感发热，大多数医生都认为是病毒引起的，流感病毒了、柯萨奇病毒了、萨斯病毒等，什么五花八门、乱七八糟的东西，现代高科技研究的头头是道，但是就是研究不出来行之有效的治疗方法。

古之谈虎变色，今之谈病毒变色。其实我们不要把病毒太当回事儿，它其实就是一个垃圾，就是我们生活中到处可见的这样那样的垃圾。只要有生活常识的人都知道，厨房里的垃圾堆，（病毒无处不在，只有当毒株毒力达到一定数量才能致病）时间长了就会发热（产生致热原），对于这种发热，现代医学采用的是"泼凉水"的治疗方法：你不是热吗？那我就给你泼凉水，你反复热，我就反复泼，寒凉的水、抗生素、各种各样清热解毒的针剂，一股脑地变换着花样往上上，根本问题得不到解决，这样做管用吗！

这就和消毒一样，用酒精乙醇杀不死，改用新洁尔灭，还不中，用戊二醛，这些对芽胞来说根本不管用。而我们的医圣张仲景他老人家早在两千多年前就用高压蒸汽灭菌法，那就是用辛温的解表剂，在人体内形成高压蒸汽，冲出皮肤后在体表遇冷变成汗液，管你什么病毒、细菌、芽胞引起的疾病都能很好地治疗！

说起这个病毒也确实可恨，它专门去破坏人家的"水龙头"（皮肤汗腺毛孔），要么关得死死的，一滴水也没有（无汗），要么关不住，让水不停地往外流（自汗）。正常情况下皮肤汗腺毛孔能够灵便地开合自如，自动调节人体产热散热的平衡。现在这个开关出问题了，我们要想治好病就必须想办法尽快修好这个"水龙头"，怎么修呢？就用我们中医麻桂剂。当这个"水龙头"被关死时（恶寒无汗）就让桂枝去修，修好了让麻黄去开，开开后就可以接到水（汗液）了；当"水龙头"关不住时（汗出恶风）还让桂枝去修，然后再派白芍去关，这样根本问题解决了，发热的问题也就迎刃而解了。这些是西医的退热剂安乃近、阿司匹林、对乙酰氨基酚等望尘莫及的，因为它们只会抑制前列腺素的合成，没有修复"水龙头"的那个能耐，所以这也是它们只能解燃眉之急，大多数情况下只能暂时退热的缘故。

 ## 小儿外感发热的心得体会

今天我们来谈谈小儿外感发热及其治疗的相关问题。

既然谈的是外感发热，我们就有必要弄清外感发热的病因病机。

病因：大体有二。①感受寒凉之气，特别是夏秋交替、秋冬交替的时候，气温落差很大，一天内早中晚的温度波动也比较大，大多数人由于短时间内难以适应而发热。②所谓的流感病毒侵袭人体暴发流行性感冒发热。

病机：人体内的产热和散热是相对平衡的，若散热小于产热势必就会发热。人体的体表面积是相当大的，体表皮肤上密布的汗孔是散热的主要途径。正常情况下皮肤汗腺能够开合有度自我调节：人体产热多时加大散热，产热少时减少散热，维系着机体产热和散热的平衡。我们日常生活中用的电脑主机在运行过程中会产热，这就需要在机箱内加装风扇来散热，假若把风扇拿掉，主机就会处于高温状态，从而工作不畅，人体何尝不是如此。人体内的五脏六腑其实就像一个又一个的工厂，一天到晚忙个不停，消化、呼吸、血液循环等，由此所产生的热量就需要及时地通过皮肤汗孔排泄出去，但是当人体感受寒凉之气后，由于热胀冷缩的原理，皮肤汗孔就会痉挛闭塞从而失去了散热的功能，直接导致人体发热。虽然汗孔这个散热的通道不通了，但是人体产生的热量还是要不停地向这个地方输送，就像马路上堵车，前面已经堵住了，后边的还要马不停蹄地涌上来，这样人体肌表聚集的热量就会越来越多，温度就会越来越高，与外界的温差就会越来越大，这时人体就会感到冷飕飕的、恶寒，这个比天热时突然钻进空调间的那个感觉还要重。

治疗：早在一千多年前医圣张仲景就给我们准备了灵丹妙药，一系列辨证方药下的麻桂剂。既然是体表汗孔受寒痉挛闭缩导致发热，那么就需要一种药来解决这个问题，首屈一指的不可替代的药就是桂枝。用桂枝解肌祛寒、温煦肌肤、修复汗腺的功能，用麻黄打开汗孔，就像在皮肤上装了许许多多的烟囱一样，直接向外排放热量，这种热量就像蒸汽遇到外界的冷空气立马凝结成小水珠，这就形成了我们通常所说的汗液。其次，肺主皮毛，这个发热对肺的影响是比较大的，所以发热时有很多小儿会呼吸短促，这是因为肺在人体内要宣发肃降，现在宣发受阻，就用杏仁这味药来利肺气，加强肺的肃降，代替一部分宣发的功能，而起到缓解肺部压力的作用。另外，麻黄这个药有加快心率的副作用，甘则缓之，所以还要用到炙甘草来抑制这个副作用。

还有一个必须重视的经验要在这里再三强调，当小儿的体温达到38℃以上，或者平素体内有热并且内热比较大时，一定要慎用辛温的麻桂剂。因为辛温的麻桂剂在退热时往往有使体温轻微升高的现象，恰恰是这个美中不足的现象却是很危险的，你可能要疑问这是为什么呢？这要从小儿的生理上去解析。小儿的神经系统发育还不完善，当体温达到39℃以上时，治疗不及时就会诱发高热惊厥。假如体温是38.5℃，再加上用麻桂剂上升的那一点体温很可能就会达到39℃以上，从而突破了大脑承受的极限。小儿的神经系统和成年人的神经系统是不可相提并论的，他很脆弱，温度一旦过高就会承受不了，大脑司令部就会拉响警报，各个作战单位就会立马紧张起来：咀嚼肌痉挛，牙关紧咬，两个小手紧攥，双眼向上一翻一翻地吊白眼，两腿抽筋，颈项强直，角弓反张，口吐白沫，嘴唇青紫，紧接着小儿的大脑神经就像电脑的CPU一样，遇到温度过高就会启动（热保护）紧急关闭主机，这时小儿就会突然意识丧失，呼之不应。年轻的父母一旦遇到这种状况心都要碎了！这时千万不要吓愣住了，要赶快采取一系列的急救措施：针刺十宣穴、人中穴、打退热针、物理降温，是非常管用的。

你可能又要问了，这种情况不能用麻桂剂，那用什么药好呢？这时可以用荆芥、薄荷解表，连翘、石膏清内热，甘草调和诸药，必要时配合肌内注射氨基比林针或口服复方锌布颗粒、护彤等。

　　还有一个特殊的情况，小儿累计发热时间过长或发汗过多或反复发汗后，耗伤津液，导致大便秘结。这时小儿往往哭闹、不吃东西，并且继续发热，吃退热药也降不下来，这时就需要我们细心查看，尽量考虑一下大便的问题，可以用开塞露直肠滴入，这个方法能够很快通便泄热。

　　接下来说说病毒引起的小儿外感发热。病毒从口鼻而入，是一种力量强大的致病邪气，人体面对这种外来的侵害必然会产生一系列的防御反应（黄成义："体功能会启动阳热来反抗"），释放出一股正气，那就是发热。这种正能量由内向外排毒，到达人体肌表时，皮肤汗孔就会相对地超负荷，使人体感到发冷恶寒。这样看来，上述的辛温解表剂是辅助正气抵御外邪的，是扶正祛邪，对于疾病来说是大有裨益的！

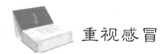

重视感冒

　　俗话说："感冒是万病之源。"如果未能及时治愈，它可以引起许许多多的疾病。譬如：一 8 岁女孩感冒后引起肾小球肾炎，一大学生感冒后引起 IGA 肾炎，花费数万治疗无果，某小学校长李某感冒引起病毒性心肌炎，命丧九泉，李阿婆感冒引起慢性支气管炎……举不胜举。

　　感冒虽小，治疗起来却并非易事。每当流感来临时，试问大医院的治愈率究竟有多高？迁延月余，花费数千元的比比皆是，我们有必要寻找一种花费少而行之有效的正确疗法。

　　近期治愈一例重症感冒，效果不错跟大家交流一下。

　　2013 年 9 月流感盛行，好多患者想快点好，都跑去打点滴，但事与愿违，效果都不怎么理想。邻居吴大伯家就是个活生生的例子，先是吴大伯感冒，接着是儿媳、孙女感冒，输液将近一周，花费一千多元，未能痊愈。后来吴大伯儿子也感冒了，输液 3 天不轻反重。问："输的什么药？"接诊医生说："来我这儿的感冒患者都输炎琥宁、头孢呋辛，这药好得很，输几天就好了。"我不禁纳闷：不一样的病情，不一样的体质，用药岂能一样！吴大伯的儿子虽不是学医的也感到不对头，遂转来我处吃中药。

诊：恶寒、无汗、脉浮、项强、全身极其酸困、鼻塞声重。处：葛根30克，麻黄6克，桂枝10克，白芍10克，炙甘草10克，生姜6片，大枣6枚。2剂。药后汗出鼻畅，周身轻松，也不怕冷了，感觉非常好。

第3天，患者说有些瞌睡，但是总也睡不着，把脉沉细。处：麻黄6克，附子10克，细辛3克。1剂。药后精神大振，其病已愈。

总花费不到20元，病程缩短，治疗彻底。

感冒这个病，一是我们医生没有足够的重视，我们不妨统计一下我们1年内治疗感冒的治愈率，随访一下每个病例的治疗效果，就不难知道我们治疗感冒的水平。二是部分患者也不拿感冒当回事儿。一个小感冒扛一扛就好了，殊不知每次大范围流感都会死几十万甚至上百万的人，另外还会因不正确的治疗而埋下祸根。

感冒一则对患者来说危害大；二则对医生来说治疗起来也不是那么容易的。"小小感冒"岂可等闲视之。

 ## 中药质量越来越让人惊忧

最近几年，中药饮片价格虽一路上涨，但质量却步步下滑。"工欲善其事，必先利其器"，这个"器"对我们中医来说就是道地的药材。优质的药材是中医疗效的重要保障。

诊所里有几样中药用完了，只好到就近的中药批发市场采购一些，先凑合着用。

我平时用的龙骨都是五六十元1千克的，这里的龙骨13元，价格倒是很诱人，但是拿起一块用舌头舔舔，没有黏舌感，不知是什么东西做的。

我要正品的旱半夏个子。老板说算你找对地方了，只有我这里有，140元1千克。拿出来一看是半夏个子，可是这个个子却是椭圆形带个小尖的，这是水半夏嘛！水半夏十几元 1 千克，却被当作 140 元 1 千克的旱半夏出售，差价 100 元啊！

黄精不像黄精，白及也是切过的，生蒲黄也不知道是什么，跟我平时用的色差很大，手感也不一样。价格不菲的猪苓拌了很多加重粉，看上去白乎乎的像结了一层盐霜。

党参没有个子，切过的党参假掺得更是厉害！大家看这个图片，里边的"党参"分明是掺了西防风。唉！用这样的党参治病，不但治不了病，恐怕还要有副作用！

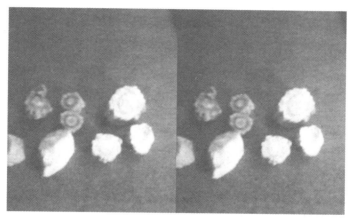

中药材商人送来的柴胡质量也越来越差

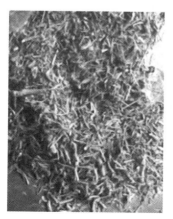 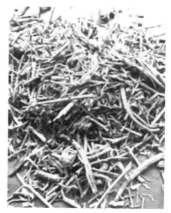

最近几次送的柴胡

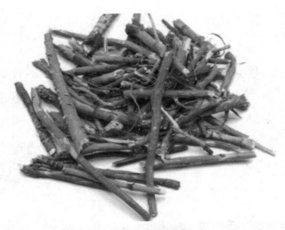

以前的柴胡

中医源于生活

生活造就了中医，中医来源于生活，学习中医离不开生活。

大家注意过花盆吗？好好的一个花盆干吗要钻个洞呢？给花浇水时就能发现其中的端倪：浇的水少了，花处于"干渴"状态，浇的水多了，水液潴留，花就淹死了，而在花盆下边钻个洞，浇水时，花儿就可以留够自己用的，排出多余的。

学以致用，有了这个认识就要付诸临床。

2月份，治疗一胃病患者，主要症状均已达到临床治愈目标，唯有大便不成形，每日2～3次。采用温阳化湿、健脾燥湿法，乏效。这时"花盆的原理"派上了用场，心想：肾司二便，肾也可以帮助人体留够自己的排出多余的水分。于是改用补肾利水法，数剂药后果然达到了预期效果。

医理——潜镇过度，他病变生

日出而作，日落而息；饮食有节，起居有常。此乃古圣贤教诲世人养生之道也！

但现今社会，很多人经常熬夜、房劳无节、恣食厚味、暴饮无度、狂欢狠赌、精神刺激、喜怒无常，时之日久，耗气伤血，肾阴暗消、肾精不足、肝失所养、阴不敛阳、虚阳上亢、相火丛生、心火亢奋、上扰脑之神明，引发精神错乱、狂躁、忧虑、抑郁、多愁善感、失眠多梦……

然大多医者只看到阳亢这一表象，潜阳宁神，治疗起来倒也痛快，可是肾精不足的病源没能得到根本上的治疗，所以阳无所依、虚火上升，生生不息。医者只知息火而不去抓纵火者，病邪"野火烧不尽，春风吹又生"，医者继续加大用药力度致使潜镇过度，他病变生。

要知道阴是人体的物质基础，阳是人体的功能活动。潜阳无度等于抑制了人体正常的功能活动。

（1）镇了脑：脑神经麻痹、传导失司、指挥失灵、反应迟钝、呆若木鸡。

（2）镇了肝：肝不能调畅情志、越发烦闷；貌似平静，暗地里肝不停地抗争，就会出现一阵一阵的静中有动，波浪式的一轰一轰的发作；病人神志失常，一会儿平静，一会儿躁动；唉声叹气，一会儿哭，一会儿笑。

（3）镇了心：患者心动过缓、血压变低，心主血脉、心气一衰患者就会有气无力、浑身软瘫。

（4）镇了胃：消化力变弱、胃脘饱胀、不思饮食。

（5）镇了肠：肠蠕动缓慢、大便干结。

……

这也许就是精神类疾病久治不愈的原因吧。

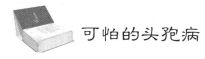

可怕的头孢病

不论什么人群，男女老幼。不论什么病，头痛、发热、咳嗽、拉肚子、胃病、肝病……一律用头孢输液，这种现象遍及 90% 以上的医疗单位！原来治病如此简单：头孢一药可以包治百病！不一样的病却用一样的药，说明我们患的都是一样的病，这就是头孢病！

这是一件多么可笑，多么可怕的事！

稍微用脑子想一下：大家就会明白——这是一个多么低级、幼稚的错误！

某医院著名老中医说："我们一脸的无奈。就像现在人们感慨的食品危机一样，西药尤其是抗生素的泛滥应用，给我们带来的危害可能还有很长一段历程，等到大家都回过神来的时候，可能几代人就过去了，那损失，不知还能不能得到完整修复。这不是杞人忧天，更不是痴人说梦。"

 ## 中药亲自尝试记

我们临床用药，治某些病用某些药，有的医生说用大剂量好，"响鼓用重锤"；有的医生说小剂量好，"四两拨千斤"。有的说某某药像狼一样凶狠；有的说不见得，这个药我用起来像羔羊一样温顺。举个例子，川乌、草乌大家用时都很谨慎，尤其是生川草乌，大有谈虎色变之势。张叔是用川草乌的一把好手，一生钟爱川草乌，尤其喜用生川乌、生草乌，用了一辈子从未出过事儿。2010年8月给一病人开了生川乌、生草乌的配方，让患者泡酒喝，病人喝后脖子以下全部麻痹没了知觉，把张叔吓坏了，从此终结了他应用川乌、草乌之路。药是医生的手足，是医生赖以治病的武器，只有深刻正确地把握每一味药的药性，才能把它运用得出神入化。鉴于此，我开始了漫长的尝药、试药之路。

诸多杂志报道，用大剂量细辛治疗诸般痛证疗效显著。受"细辛用量不过钱"的影响，我用6克辽北正宗细辛，纯根儿（伪劣品不在此列）熬后尝了尝，非常麻口，难以下咽。用到10克药熬好后端上来，闻见碗里冒出来的热气儿就有憋气的感觉。

四川名医某某说，用辛夷花焙后轧碎吞服治疗鼻炎效果好。按照他的方法忙活了半天，把药制好后自己先吞服了一小包，霎时，从嗓子里沿着食管一直到心口窝麻酥酥、凉飕飕的，不一会儿气短、头晕、恶心、干呕，接着双眼发黑，知道不对劲儿，急用筷子狠捣咽部，把服下去的药全部吐出来，难受至极。

一日"干呕、头痛、吐涎沫"，想试试吴茱萸汤，吴茱萸用了 10 克，勉强喝了两口，难以下咽，剩下的全倒了，以后再也不喝吴茱萸汤了。

患风寒感冒喝麻黄汤，方子里麻黄用了 10 克，感觉没什么效，遂加了 1 倍，用 20 克，喝后心慌心悸。

临床上很多病用到了附子，为了更好地驾驭这个药，我开始尝试附子汤，10、20、30、40 克，喝后没个热乎气儿，也不上火。心想附子无干姜不热，又加了 30 克干姜，还是没什么动静。唉！市售附子质量太差了。

我有一个治各种痛证的方子，效果极佳。方中的马钱子，配药时炮制过了效果就不好了，炮制轻了容易起反应，很危险的，因此每回配好药我都自己先试试。有一次晚上试药，不到 15 分钟，感到大脑发空，像喝醉酒一样，双腿像机器人走路那样，不灵活、慢腾腾的，但意识还算清醒；33 分钟时，脚下"踩着棉花"，像腾云驾雾，紧接着双手发僵不听使唤；46 分钟时，脖子极硬，脊柱成了一条硬棍儿，向后看一扭头就跌倒。急忙喝了三大瓢凉水解药，3 个小时后才逐渐缓解。

决明子：清肝明目、降脂降压、排毒养颜通大便，配了一些粉剂泡茶喝，尝了尝自己都难以下咽，又怎样给病人服用。

山楂丸是我的最爱，每每饭后肚子撑胀，吃上一枚，很快就解决问题。有一次，吃一枚不显轻，又吃一枚还是没效果，接连吃了 20 枚，这下肚子里咕咕噜噜的，拉了两天，好不难受。

师兄给我一个滴鼻子的配方，说是治疗鼻窦炎效果奇特。配方大致是：鹅不食草、冰片、野菊花、金银花、苍耳、辛夷花、薏苡仁等，浓缩后按比例兑适量白酒。配好后我先滴了一下，把我的鼻子蜇得刺辣辣的，我说算了也甭给病人用了。

如今我的试药之路还在继续，自己试、家人试、亲朋好友试。江湖侠客之上乘武功是"人剑合一"，我要做的是"人药合一"，绝不人云亦云，坚定不移地走好"吴氏用药之路"！

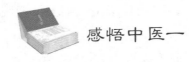

感悟中医一

世事洞察皆学问，人情练达即文章！

中医知识来源于生活，生化于自然。阴阳五行，无处不在，只要我们留心观察，就会发现中医其实就在我们身边，和我们的日常生活息息相关。

诊所外面的一个角落里摆了两盆四季青，这种花的叶子像韭菜一样成簇成簇的，很肥壮，生命力也很旺盛，基本上不用浇水、施肥、换土，我很喜欢。前段时间天气干旱，诊余看看我的花儿，叶子从根部到尖端整个都发黄了，刨开根部，土壤干燥。这使我想到了中医的阴虚证，阴虚了就要滋阴。我给花儿浇了一些水，花的叶子很快竖立了起来，有了精神。下午又下了一场雨，这些花更精神了。

取类比象，这使我深刻地认识了阴虚证，也见证了滋阴疗法的神奇效果。动、植物一理：植物阴虚了，茎叶就枯萎没了光泽。人阴虚了，就会皮肤干燥毛发失养，头发脱落、发黄、稀疏。植物是尖端焦枯，人是肢端手心、脚心发烫、发热；植物是茎叶耷拉，人是腰膝酸软直不起腰。当然人类的阴虚证要复杂得多，分的也更细些。下边收录一些资料供大家参考：

心阴虚——心阴亏损，心脏、心神失养，所以心悸心烦，失眠多梦，头晕健忘，潮热，盗汗，舌红少苔，脉细数。治疗可以用天王补心丹加减。

肝阴虚——临床表现头晕眼花，两目干涩，视力减退，或胁肋隐隐灼痛，面部烘热或两颧潮红，舌红少苔乏津，脉弦细数。治疗可以用一贯煎加减。

脾阴虚——阴液亏虚，脾失健运，以纳呆，腹胀，便结，体瘦倦怠，涎少唇干，低热，舌红少苔，脉细数。治疗用：沙参、麦冬、石斛、山药、鸡内金、甘草、扁豆、

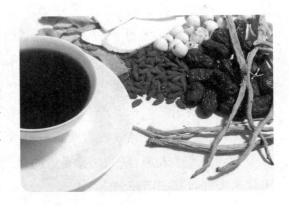

莲子。

胃阴虚——胃脘隐隐灼痛，食欲减退，干呕恶心，口渴喜冷饮，或脘痞不舒，或干呕呃逆，口燥咽干，大便干结，小便短少，舌红少津，脉细而数。治疗可用益胃汤加减。

肺阴虚——肺阴不足，虚热内生，以干咳，或痰少而黏，或痰中带血，口燥咽干，或音哑，潮热颧红，或有盗汗，舌红少津，脉细数。治疗可以用养阴清肺汤加减。

肾阴虚——临床表现：腰膝酸软、两腿无力，眩晕耳鸣，失眠多梦，形体消瘦，潮热盗汗，五心烦热，咽干颧红，溲黄便干，舌红少津，脉细数。治疗可用六味地黄汤加减。

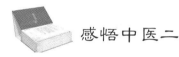

感悟中医二

看来冬天真的来了，天气越来越冷，室外温度徘徊在零度上下。

每天早上都要骑摩托车送孩子上学，车的发动成了老大难，电打火按了半天也点不着火，只好用脚踹，踹得身上直冒汗，才勉强启动。以为摩托车出了问题，推到摩托维修店，修车师傅查看后说："你的车没毛病，天冷了，摩托车放在外边，机油冻住了，发动机运转不开。"

"运转不开！脾主运化。"我在心里思忖着："摩托车受凉不能发动，脾胃受凉会不会也不能运化呀？"

2011 年 12 月 13 日，李某某，女，43 岁，自诉：平素胃不好，前几天的一个晚上，饭菜做好后凉了，吃后感到不舒服，身上有点困倦，头也蒙蒙的，2 支生脉饮喝下去感到凉凉的，胃很难受，就近找了个医生开了些：吗丁啉、四消丸、健胃消食片等，吃了两天不轻反重。转诊与我。

脉沉迟细弱，舌质淡、苔薄白，二便通利。脾胃受凉、伤了脾阳，脾不能运化水谷精微所致，不是食积，故吃上述药无效也。

处：理中汤合良附丸。2 剂。

一剂中的，病大轻。

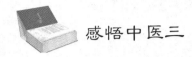
感悟中医三

最近，我家爱上了大骨面，用骨头熬汤煮面条吃，既补充了钙，又很有营养。每次熬汤妻子都往汤里面加一些醋，用于钙质的溶解。一日熬汤时，妻子让我往汤里边加些醋。我心想醋越多钙分解得岂不越多，就加了大约50毫升醋。饭做好后妻子吃了几口说："醋滴几滴就可以了，你倒恁多干什么？"我尝了尝，味道和以往的大不一样，美味佳肴变成了鲁迅笔下难以下咽的芋梗汤。

周末聚餐，孩子妗子拎来一只大公鸡，炖鸡汤要放些党参、黄芪、肉桂、枸杞，我说："每样少捏一点就可以了，多了炖出来的汤不好喝。"孩子妗子说："你开着大药铺，还吝啬这点药，真小气。"我也不好再多说，结果其他饭菜都吃完了，就剩下了炖鸡汤。

何某，反流性胃炎，吃了一段时间中药，效果非常好，她觉得药效慢，让我把剂量放大些，我就把剂量加倍，结果适得其反，本来快好了的胃病又加重了。

这就告诉我们一个道理，治病下药剂量过大未必都好，应适可而止。

前段时间去市场采购中药，碰到一市民，拿着个方子配佐料粉，神秘兮兮的，看了看有大茴香、小茴香、干姜、花椒、孜然、白芷、草果、白蔻等。他配完后，我也想配一料。中药批发商说："你只用点大茴香、小茴香、花椒就可以了，他的配方太杂，样数太多了，相互'串味儿'，不一定好吃。"我没听劝告，照着那人的方子配了一大包，回家后用这些佐料炒出来的菜一点也不好吃，用了几次就让它上垃圾堆报到去了。

这使我想到了中医处方，药物的味数应该"精""简""主次分明"。好比一家人，人人都想当家，就会出现"乱当家"，导致矛盾重重。一个作战团体指挥官太多，一会往东一会往西的，就会导致部队不能集中优势兵力消灭敌人。同样一个方子药味太多难免叠床架屋，有的药物还会相互掣肘，喧宾夺主，导致治疗效果不增反降。

感悟中医四——气血平衡在治病中的重要作用

中医八纲首重阴阳，阴阳平衡，万物升平，安然乐道。

血属阴，气为阳，阴阳平衡，换而代之等同于气血平衡。阴阳失衡人体发病，气血失衡人体也照样不太平。

"气为血之帅，血为气之母。"气多血少（相对）：就像大马拉小车，气多甚，血过亏，气就会像断了线的风筝，脱了手的气球，不能依附于血，导致阴阳离决，危及生命。气少血多（相对）：好比小马拉大车，"发动机"弱，运载无力，导致心跳加速、脉细数。气少血多，左心衰肺瘀血，右心衰体循环瘀血，由此悟出"益气活血法"治疗心衰。然在具体运用上，还需仔细斟酌气血的孰多孰少，偏盛偏衰，做到恰到好处，就会收到意想不到的效果。

举例证之，如第一讲中《证清药对——效如桴鼓》中的那个病人，就是血少气多型（相对而言），治疗以补血为主，益气为辅，符合病机，病情自然很快好转。而以前治疗，过于补气，忽于养血，治法与病机相悖，故致病情迅速恶化。

感悟中医五——阴阳在治病中的重要作用

近期治疗几例高血压，他们吃了很多降压药，血压总也降不下来。我辨证后用清热祛火的中药治疗，血压很快平稳。火者，阳也，上火后阳亢，导致血热沸腾，鼓胀血管，血管压力增加，血压升高。

有的胃炎患者是虚寒体质，他们吃的那些治疗胃炎的药，如阿莫西林、克拉霉素、甲硝唑，或中药蒲公英、黄连等这些寒凉的药都是很伤阳气的。

一老者拿着一张中药处方，吃了十来剂药，病情轻轻重重就是不好。我看后给他加了一味桂枝，3剂即愈。

用桂枝芍药知母汤加减治疗寒湿型关节炎，考虑知母药性寒凉故去之，3剂药后患者关节疼痛减轻，但是口鼻干燥、舌红无苔。知是阳药伤阴，原方加上阴药知母，继服3剂后，患者的燥热除，关节愈。

风寒感冒不辨阴阳，大肆输液，抗生素、双黄连、炎琥宁等寒上加凉，输得患者冷得发抖、嘴唇发青、脊背像凉水浇一般。一个小小的感冒能花去几百上千元，迁延治疗月余，其实用辛温解表的麻桂剂很快就解决问题了。

同学的妈妈，平时自感上火或者便秘就喝很多大黄茶，喝着喝着病情反重。我诊其脉细数，告诉她："这是虚火，不是实火，长期喝大黄茶泻下，过于伤阴，加重病情。改用生地、麦冬、玄参泡茶，喝一段时间就好了。"

名贤张景岳云："善补阳者，必阴中求阳；善补阴者，必阳中求阴。阴无阳不生，阳无阴不长。"他创制的右归丸、右归饮正是阴阳在治病中的生动体现。

探索发现之异病同治

柳某，女，31岁，痛经多年，观之所服方药有：桃红四物汤加减、逍遥散加减、温经汤、少腹逐瘀汤等，诸前医把能用的法子、可用的方药都用了个遍，或小效或无效，现在病人找到了我，若用前法难免重蹈覆辙，看来得探索创新、另辟路径了。

诊之：脉迟缓，舌淡苔白，每次月经来后，肚子坠胀，痛得直不起腰，并且不敢大便，大便时疼痛放射至肛门附近非常难受。

这个患者脉象迟缓。《濒湖脉诀》云："迟司脏病或多痰，沉痼癥瘕仔细看，迟而有力为冷痛，无力而迟定虚寒。"另外患者去温热地带打工，痛经会明显减轻。结合这个经历，明确患者是虚寒体质。寒性收引、主痛，会使月经周期中子宫内膜上血管正常的痉挛收缩加剧成病态，诱发子宫平滑肌痉挛引起痛经。先贤解读桂枝汤，说：桂枝可以解除体表因受寒邪所致的体表血管痉挛，而起到改善体痛、恶风的感冒症状。这个寒是外寒，而痛经的寒是内寒，病因相同。再者白芍可以解除子宫平滑肌的痉挛而起到镇痛作用，桂枝生姜温经散寒，姜枣调脾养胃以滋气血生化之源。那么患者的寒（虚寒体质）解决了，那个虚（气血亏虚）怎么办？在方中加入黄芪、当归，补气养血，当归还可养血调经，这样一来就成了黄芪桂枝五物汤和当归补血汤的合方。《金匮要略》虽云黄芪桂枝五物汤是治疗血痹的，似乎与痛经是风马牛不相及的事，但是分析它有益气温经散寒、和营通脉、疏利气机、缓急止痛的作用，与本案痛经的病因病机不谋而合，何不异病同治乎！

处方：黄芪 50 克，桂枝 20 克，白芍 20 克，生姜 25 克，大枣 8 枚，当归 20 克。1 剂痛大减、3 剂痛经愈，随访下次月经来后已不痛矣！为防复发嘱其："至经前服上方 3 剂，连服 3 个月经周期。"

 # 实践出真知：仲景用药之精

《伤寒论》所载白虎汤中粳米一物，查阅很多文献资料介绍的模糊不清，今之中药市场上也鲜有此物。思之：粳米应该也是大米的一个品种，之所以称之为"粳"可能是为了强调大米的产地问题，就像云苓、广木香、川黄连、辽细辛等，用原产地的药要比非原产地的效果好得多。因无粳米故用优质大米代替。

每每给病人熬药时，发现凡是有石膏的方子，因石膏质重，石膏粉沉在锅底，这样熬出来的药液有效成分大打折扣。加用大米熬后，药液黏稠，和石膏粉混为一体形成混悬液，从而使石膏的利用率大大提高。

晚餐喝米汤后，发现夜尿次数明显增多。我家 10 个月大的宝宝更是如此，只要给他喂些米汤，有时半小时内小便竟达 5 次之多。后来调查很多病人，大都有喝米汤后小便增多的现象。

总结后发现医圣用粳米有三妙：一则提高药液中石膏的饱和度，提高药效；二则利小便，使热自小便而出；三则养胃，防石膏之寒凉伤胃，并且不像其他健胃药有助热之弊。

不免感叹医圣用药之精湛！令人折服！

理论和实践相结合：亲身体验大青龙汤的"不汗出而烦躁"

因为这里边牵扯到机体发热的问题，所以我有必要把发热的发病机制再解释一下。人体的九大系统：运动系统、消化系统、呼吸系统、泌尿系统、生殖系统、内分泌系统、免疫系统、神经系统和循环系统，每天都在不停地工作。中医上讲运动属阳、静止为阴，因此只要它们不断地运动也就会不断地产生热量，也就需要不断地散热，这个散热的任务就交给体表皮肤的汗孔了。正常情况下汗孔能够自动调节、开合有度。当产热大于散热时就会加大工作量，当产热小于散热时汗孔就会适当地关闭，用于维护人体的温度，这种现象在夏天和冬天比较明显，所以说这个汗孔的作用是非常重要的！

当风寒致病邪气侵袭我们人体后，医圣仲景称之为伤寒。由于热胀冷缩的原理和中医基础理论寒性收引的致病特点，汗孔就会被强制性地关闭，体内的热量就不能很好地向外散发，从而形成产热大于散热的局面，导致发热。

既然发热的机制搞清楚了，那么治疗就需要去修复汗孔的功能，怎样去修？桂枝一药是不二选择。当桂师傅把汗孔修好后就走人了，那么体内残留的多余之垃圾热量怎么办呢，这就需要麻黄这个小工来清理了。

这只是伤寒的初始阶段，用麻黄汤就可以很好地治疗，但是当人体发病后延误治疗，或者失治、误治，或者病重药轻不能克病，病情就会进一步地发展。当人体内的热量积存到相当多的时候，就会形成外寒里热的症状：一个在外边寒，一个在里边烧，内外夹攻。由于这时汗孔的故障还没有排除，所以就不能够通过出汗来散热，这个里热就在里边一个劲儿地烧，越来越嚣张，直烧得病人"不汗出而烦躁"。

这个"不汗出而烦躁"是很厉害的，我就亲身体验过。每年夏天最热的那几天，有时会突然停电，由于气温很高达到三十五六摄氏度，甚至更高，再加上没有一丝风，人体就像处在炕房里、蒸笼里一样，这时外界的温度略大于或明显高于人体的温度。热量的传导是由温度高的地方向温度低的地方传导。所以人体内的热量就不能很好地向外散发，就会越来越热，热得发急、热得心慌、坐卧不宁、烦躁不已。

2011 年秋天，我外出受风寒后有点发热，刚开始也没重视，没有用药。两天后热势越来越高，38℃时感觉外界的气压好像有点大，整个身体像被装在一个包裹里一样，四肢困重，有些舒展不灵活。39.8℃时就有了"夏天断电时的感觉"，体内热得就像盖了一床新棉花大被子，在被窝里的那种热燥、辗转反侧、不安宁的感觉全都表现了出来。看来这个"烦躁"的程度与体温的高低成正比关系，体温不是太高时这个"烦躁"的感觉就不太明显。再加上关节酸痛，脉浮紧、舌质红，这不就是《伤寒论》大青龙汤条文所述"太阳中风，脉浮紧，发热恶寒，身疼痛，不汗出而烦躁者，大青龙汤主之"的证候吗？急用大青龙汤一剂，即刻热退、身凉、心静。

下面我们再来看看麻黄汤和大青龙汤的剂量比较：

麻黄三两（去节），桂枝二两（去皮），甘草一两（炙），杏仁七十个（去皮尖）。

麻黄去节六两，桂枝二两，甘草炙二两，杏仁去皮、尖四十个，生姜切三两，大枣擘十二枚，石膏碎，绵裹，如鸡子大。

两方的桂枝作用是一样的，都是用来修复汗孔，所以桂枝的量不变。但是大青龙汤所产生的内热比麻黄汤大很多，所以就有必要加大麻黄的量来增强散热，并且配上石膏来清理热，外散内清、双管齐下，这样就能很好地退热。这个石膏的作用我还有一点新的认识：大青龙汤大多在热势比较重体温比较高时用，麻桂剂毕竟是辛温解表的药，在一定程度上可以助长热势，但是不用又解决不了问题，这时就需要配上石膏这个辛凉解表的监军来制约麻桂，这样就安全好用得多了。这点我在使用大青龙汤给幼儿治疗伤寒时深有体会。因为幼儿的神经系统还没有发育成熟，和成人比起来要脆弱得多，承受不了超高热，一旦体温超过 39℃就极有可能诱发高热惊厥，出现危险。幼儿高热时用上麻桂剂，在麻桂剂的效力还没有发挥出来的时候，麻桂辛温之性就会升高体温，假如当时的体温是 39.5℃喝了单纯的麻桂剂后体温就可能超过 40℃，这里潜藏着很大的风险，因为幼儿的体温调节中枢就像电脑的 CPU 一样，有一个热保护装置，一旦温度超负荷有可能把机器零件烧毁的情况下，就会紧急关机。这时若给麻桂剂配上富含钙质的石膏，一则可以有效监制麻桂；一则钙质可以抗惊厥，未雨绸缪防患于未然。再者加大甘草的用量，由麻黄汤中的一两变为二两，甘者缓之，就像现在的缓释片一样，使药力平稳地发挥，并且加上姜枣以资汗源，以防止麻黄加量后发汗过多。

大青龙汤接着向下发展就会出现麻杏甘石汤证，这时的里热就更重了。不知大家都蒸过馒头没有，只要你亲自操作过就会很容易明白麻杏甘石汤的作用机制。蒸馒头刚开始只是内在的热，随着热量越来越大这种热就会向外散发透过草锅盖，变成水蒸气形成水珠。同理，现麻杏甘石汤的这个里热也会透发到体表，这个热能可以温煦汗孔，代替桂枝的修复功能，所以现麻杏甘石汤就不需要桂枝了。但是"汗出而喘，无大热"，它这个热应该指的是体温不那么高了，这就形成了表寒轻里热重的证候，所以就还需要用麻黄、杏仁宣肺解表平喘，石膏清理热。

麻杏甘石汤再进一步就是白虎汤了。这时表寒化热，里热已成，形成了纯里热证，所以麻黄就可以歇班了，换上知母配石膏，清肺胃之热以除烦渴，佐粳米、甘草益气生津、养胃和中，这样就起到了清热生津的治疗作用。

闲暇随笔仅供大家参考，请大家多多指导！

 重症感冒咳嗽的辨证施治

2013 年元月 3 日，中年男子，景某，患重症感冒咳嗽，转诊于我，刻诊：恶寒、身困、各处大关节酸困、双小腿疼痛、鼻流清涕、咳嗽得厉害、咽喉痛痒、干渴，总是感到瞌睡，脉紧，但不是那种明显的浮紧有细微的感觉，舌质淡、苔薄白。

　　分析：寒性收引主痛。咽痛者寒也，风性善行数变，咽痒者风也，风寒作祟也。渴者有温病之嫌，然温病发热但不恶寒，而患者恶寒且舌质淡、苔薄白，无热象可言，故排除温病。但渴者何故也？太阳经受寒，影响膀胱的气化功能，使其输布津液的作用下降，津不上承，故咽干、渴也。见到咳嗽今之医学大多从气管、肺部疾病为治，是不明病机也。风寒束肺、肺失肃降气逆致咳，故排除气管、肺部疾病。患者思睡，"少阴之为病，脉微细，但欲寐也"，莫非寒邪直中少阴乎！再看《伤寒》条文"太阳病，或已发热，或未发热，必恶寒，体痛，呕逆，脉阴阳俱紧者，名曰伤寒"。患者恶寒，体痛，脉紧皆具备。至于脉细微，可能与患者的体质和每个人的个体差异有关。气血充盛者感风冒寒后，机体鼓动气血于脉外，脉象就会紧而有力，反之气血不足者脉象就显得紧而弱。寒邪为阴，素体阳虚者感寒后就会有思睡的状态。

　　综合考虑属风寒表实证，处方：麻黄 15 克，桂枝 10 克，杏仁 20 克，炙甘草 5 克，1 剂。

　　患者中午喝头煎后已不恶寒，身上轻松了许多，咳嗽也轻了不少，晚上喝第 2 煎后覆被取汗，第 2 天其病若失。

意义甚大的宝贵经验

　　自王清任《医林改错》创立活血化瘀法以来，活血化瘀被广泛地应用于临床。当今医界治疗心脑血管病更是滥用或错用，首先声明我并不是说活血化瘀法不好。举个例子：抗生素好不？农药好不？它们和活血化瘀法一样都为人类做出了不可磨灭的贡献！但关键是要用之得当，若过度滥用就会由利变害。

　　那些心脑血管专家们只要看到心脑血管疾病就用活血化瘀药，有些中医（我只是说少数中医）也是如此不加辨证，公式用药。像这样只要背几个活血化瘀的中药方子，认识一些活血化瘀的针剂药片，人人皆可为医，治疗心脑血管疾病当真这么容易吗？

王某，50岁，平素身体健康，几天前感到头晕、头昏，到医院输奥扎格雷钠、川芎嗪等，走着进去抬着出来。某县一中年，经常熬夜打麻将，接连熬了两个通宵后头脑极不舒服，到一诊所里按脑血管病输活血化瘀药后，如厕大便，一头栽在厕所里。昨天一同行求助，说他最近给两个病人输活血化瘀的针剂后，病人的收缩压突然增高达到200多毫米汞柱，出现危情，问我是怎么回事儿？等等。这些例子我听到过很多，经过我认真仔细地探访，发现这些病人的心脑血管病都有一个共同的特征：收缩压高、舒张压低，并且都是用了活血化瘀的药后病情加重。

收缩压高、舒张压低，用活血化瘀药治疗，病情加重之机制很难说清。我用中医阴阳学说试着阐述一下，这个理论的完善还有待大家共同努力。

众所周知，活血化瘀药能加快血流，改善血液循环。中医上讲：气行则血行。气属阳，说明活血化瘀药有扶助阳气的作用。再看测血压时收缩压在上、舒张压在下，中医上讲上为阳、下为阴，这些病人收缩压高、舒张压低，说明阳气有余阴血不足，若用活血化瘀药进一步升阳，收缩压就会越来越高，直至撑破血管出现脑出血等危险情况。当然这其中有些病人不但有心脑血管疾病，而且也有阴虚阳亢，有些病人只是阴虚阳亢所产生的一系列类似于心脑血管疾病的症状，若用中医正确的辨证施治给予滋阴潜阳的汤药很容易就解决了。

当今社会一大批人有着不良生活习惯，起居无常、房劳不节，久之阴虚阳亢在所难免。患有类似于心脑血管疾病症状的病人也就会越来越多，若用活血化瘀法治疗后果可想而知，令人堪忧！

磁性在中医上的应用

"大夫，我牙痛得受不了了，你快帮我瞧瞧！"患者吴某某捂着腮帮子火急火燎地来到诊室。"以往牙痛用我自配的止痛秘方（外用药酒）擦几次就好了，这次怎么会越擦越重呢！"

我说："你的秘方里是不是有：川乌、草乌、细辛、马钱子？"

"你怎么知道！"患者惊讶。

嘱其张嘴看了看，牙龈红肿，我笑了："你的秘方不管事儿了，试试我的秘方吧。"说罢从药斗里抓了一些生石膏粉让他擦牙。

5分钟后牙龈烘热平息，10分钟后牙痛缓解。

按：患者火牙也，反用热药，两热相碰恰似磁性"同性相斥，异性相吸"之同性相斥，犹如火上浇油，今用石膏之辛凉救火，异性相吸，故取效尔。

患者史某，每天早上干呕恶心月余，诊之：脉右关沉迟、舌质淡、苔白微腻，知其胃寒。处：吴茱萸汤。

解析：近段时间，早上寒气颇重，患者外出喝了凉风，吸入寒气，外寒和胃寒相遇，两寒相撞、同性相斥，向外排斥，故恶心干呕。用吴茱萸汤温中散寒、降逆止呕，岂不美哉！

磁性即阴阳，先贤云："治病不明阴阳动手便错，当真也！"

 ## 关于医生的修养问题

去市医院进修的第1天，我的恩师郑海棠先生对我们说："你们跟我学习的第一关，也是最重要的，就是首先要学会做人！"

当时不明其深意，心中不悦：我来是学治病救人的本领，又不是来找关系拉人情的！

其实学医、"学做人"就是医生的医德修养问题。后来随着自己走上临床才发现，当一个医生不单单是医技的问题，还有很多复杂的东西在里面。开诊所多年，越来越强烈地感受到"学做人"的重要性，"学会做人"比学医更难！

老师这句语重心长的话将使我受益终生，在此非常感谢我的老师郑海棠先生！

医德修养是学医从医的奠基石。从大处讲，没有良好的医德，视病人生命如草芥，趋炎附势，有钱有势的找你看病，你阿谀奉承，穷苦大众就诊，你都不拿正眼看一下。倘若如此，怎能洞察病机，辨证施治？又怎能救死扶伤，治病救人？从小处讲，不修边幅、污言秽语，对待同道中人不虚心，比你强的你嫉妒，不如你的你嘲讽，而不是真诚地去交流学习，这样就会故步自封，就不能取长补短、不断进步。

某名医，在当地是响当当的众所周知的人物，素以脉诊著称。日常诊病独重切脉，他看病时从不让病人多说话、诉病情，否则就像批评3岁小孩一样让你下不来台。

一日给一青年男性看病，一手拿着长烟袋锅时不时地吸上一口，一手扶着病人的脉搏，双目紧闭，约10分钟后问："你怀孕几个月了……"

满屋病人哄堂大笑，青年大怒：你这医生怎么回事儿！愤愤而去。

所谓名医也颜面扫地。

通过这件事使我深刻地认识到医生的修养及医德医风问题，医生就是救死扶伤、就是为人民服务的，病人生病后本来就很痛苦，我们应该去关心呵护他们，给他们以温暖，而不能对病人不尊重、吆五喝六的，这不应该是一个医生所为，这样做也就不是一个合格的医生！

以此为鉴，希望广大医者努力做好。

 非常实用的一本书——《医门凿眼》

我是基层的一名临床医生，行医十余年，一些常见病多发病大都能应付自如，但是有时也会遇到一些久治不愈的病例，也就是通常所说的疑难杂症，治来治去或小效或无效或产生不良反应。每每这时就很困惑，这就迫切需要一本实用的内容全面的参考用书。我手头上也有一些书，但这些书华而不实、夸夸其谈、纸上谈兵，验之临床，多不奏效！要知道疗效才是硬道理！滔滔不绝宏篇大论，但是理论和实践严重脱节，中看不中用。

直到我接触到《医门凿眼》这本书，感到这是作者多年临床经验的结晶，是先临床后写书，是许许多多病例的真实写照，是实战经验。依据书中指导治疗胃病、咽炎、外感发热等，验之临床效果非常好。真所谓"真金不怕火炼"，自此爱不释手，作为案头诊余的必备用书。

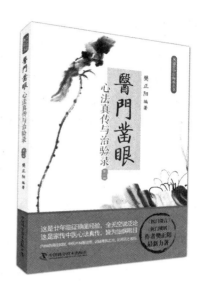

《医门凿眼》作者樊正阳老师，乃当地名医之后，幼承家学，加上其天赋极高，勤学苦练，基本功相当扎实，后又至某医学院校深造，理论功底深厚。毕业后，临床二十余年，学验俱丰。老师医德高尚，在《华夏中医论坛》发帖两百多篇，把自己长期实践经验毫不保留地介绍给大家，使众多中医爱好者、学习者、行医者受益匪浅！

并且老师博览群书，学识渊博，只要读过《医门凿眼》就不难发现，老师把自己多年学习经典著作，各家学说的心得体会都囊括其中。譬如：《黄帝内经》《伤寒论》《金匮要略》《医宗金鉴》《温病条辨》；《千金翼方》《普济本事方》《医林改错》《肘后备急方》《医学心悟》《证治准绳》《名医别录》《景岳全书》《丹溪心法》《医学正传》《奇难杂症》《太平圣惠方》《医学渊源论》《医学考》《洞天奥旨》《急救自编歌诀应验良方》《抱朴子》《求医诊脉说》《医林误案》《经方临证指南》《诸病源候论》《卫生宝鉴》《临证指南医案》《医学从众录》《圣济总录》；《妇科证治约旨》《妇科玉尺》；《外科证治全生集》《实用中医外科学》《外科秘录》；《神农本草经》《药性论》《药性赋》《济南本草》《海药本草》《长沙药解》《开宝本草》《本草求真》《本草经疏》《用药心法》《中药大辞典》《药徵》等等，内容翔实，广泛涉及内、外、妇、儿、五官科。

书中最大的亮点，是老师对《伤寒论》讲解精妙通俗易懂。大家都知道《伤寒论》是医家必读之书。老师学习伤寒是下了苦功的，试问有几个医生能熟背伤寒条文？而老师能烂熟于心，并且对伤寒论的诸条文，理、法、方、药、脉理，逐字逐句地解析透彻，最难得的是运用自如，屡起沉疴。这些经验在书中比比皆是。

还有一点值得强调的是："授人以鱼不如授人以渔。"在书中，老师教给我们的是治病的方法，而不是套方用药，死读书读死书。因为病是活的，千变万化，而方子是死的，不会运用、死搬硬套、刻舟求剑显然是行不通的。老师由浅入深、循循善诱、有理有据，并举实际病例加以说明，为了能让我们学会治病的方法可谓煞费苦心，这点着实让人钦佩！

总之，《医门凿眼》这本书对学习中医、推广中医、发扬中医传承文化大有裨益！

 ## 医之初生牛犊不怕虎

"不为良相则为良医。"臣子有忠贤、奸佞之分，良相驾驭之；方药有暴烈、平和之分，良医驾驭之。现今大多医者既非良相也非良医，然治病却风驰电掣，处处有大手笔，医院不收的病人我敢留，名医不敢接手的病人，我敢治。此乃涉世不深，初生牛犊不怕虎也！

也许有人会讥笑我危言耸听！现录名医佚事以证之：名医恽铁樵的四公子病伤寒，先生终夜不寝，绕室踌躇，迨天微明，方书轻剂麻黄汤。恽铁樵先生苦攻《伤寒论》多年，乃用轻剂麻黄汤，尚且绕室踌躇，这说明了什么？近代经方大家曹颖甫先生高徒姜佐景，天资聪颖，跟曹师数载，尚不能用大陷胸汤，就是大承气汤，其一生也很少用。而我辈中的有些医生动辄大剂麻黄汤，动辄大承气汤，信手拈来，毫无虑忌，孰不知经方有很强的适应证，用对了则如金玉之美，用不对则如剑戟之伤。

再举我亲眼看见之二三事以佐证之。

糊涂医。某日至某医处，恰逢一十八岁女孩头痛头蒙，该医诊后说脑供血不足，用培他啶、川芎嗪、血塞通、丹参、曲可芦丁加了一大瓶水输液。约 10 分钟，患者说头晕，他往瓶里加了"654-2"（山莨菪碱）针 2 支。又过了十几分钟患者说恶心，他又往瓶里加了 1 支胃复安（甲氧氯普胺）针。

我问平时配药不看配伍禁忌吗？你这样用药不害怕吗？他说我从来不看那些，那玩意儿没用，我按自己的经验配药，想兑什么药就兑什么药，效果还不错。我走后月余传来，他用青霉素加氨茶碱针给一老太太输液，出了医疗事故。

麻痹大意医。丁某，28岁，咽部不舒，找我诊治，四诊后建议其快去检查，恐不祥。他说不会吧，我在某医处按咽炎治疗，针药并使，还吃了很多中药，如今两个多月了，虽说没轻但也没发展。我说检查后再治，否则另请高明。后来一检查确诊为食管癌，错过最佳治疗时期。有一中年男子咽部不适，也在那个医生处输液20多天没效，那医生说这不是好病，回家变卖家产，出去游玩游玩。后到一名医处按咽炎治之几剂药病愈。还有一老者反复低热、高热月余，还是那个医生，打针、输液、吃西药、中药，月余，病日渐加重，才让病号转院，确诊为肺结核，差点送了命。一老妪70余，平时身体倍儿棒，摔跤后骨折，家属请我去输液消炎，我反复量血压量不住，切脉六脉皆无，我不治。还是那个医生，粗枝大叶地看后就回家配药，药还没配好，家属飞奔告诉他，病人殡天了，前后相距不足1小时，险吧！

庸医。在一老医处，一男子三叉神经痛，捂着脸前来看病，老医说是坐骨神经痛，吃点药就好了，开了保泰松、炎痛喜康、双氯灭痛、泼尼松等。我为他捏了一把汗，这药吃了不胃穿孔才怪呢？稍时，一妇女来看病，尿频、尿急、尿痛，老医看后说是前列腺炎。我差点没笑出声来。

"治病治命"，万不可儿戏之！这等"不怕虎"、这等"学艺不精"的医生终将害己害人！

降气法在气管炎中的重要作用

2011年初春，一老者找我看胃病，抓了5剂中药，疗效还不错，药吃完后准备第2天找我复诊的头天晚上10点左右，患者突然胸闷、腹胀、气喘、伴轻微咳嗽咳痰，其家属急忙给我打电话："吃药时好好的，怎么会药吃完了病又加重了？"因患者离我处较远，不见本人，四诊不全，具体病情不详，只好嘱其给患者口服 2 片吗丁啉。

次日下午患者如期前来复诊，我详细地询问了病人昨天晚上发病时的情况，觉得不是胃病引起的，也不像药物反应，要有反应前两剂药就起反应了。又问了患者的既往病史，得知患者既往有气管炎史，每年这个时候都会发作。这才恍然大悟，患者是吃药期间气管炎碰巧发作啊！他们不明医理，还以为吃我的药吃成那样了。

后来同行聚会说起此事，大家也有遇到类似的情况，患者一口咬定：没吃你药时好好的，吃了药后成这样了，使你有口难辩！

看来我还很幸运。患者不但没埋怨反而更信服我了。更重要的是我有了意外收获，吗丁啉治疗支气管炎效果非常好。

此经历使我忆及几年前，很多患者反映一老中医治疗气管炎非常得门儿，往往应手而愈。我前去观诊，发现其用药平平，什么土霉素、安乃近、咳必清、咳特灵、吗丁啉等，而氨茶碱、沙丁胺醇等解痉平喘的药和地塞米松、泼尼松等激素药，这样的常规用药一样也没用，当时感到没什么了不起的，所以也就没在意。如今有了切身体会，对那位老中医自当刮目相看了。开始揣摩老先生的方子。

安乃近解表退热……噫！这不是肺的宣发吗？

吗丁啉促胃动力药，使胃气下降，降肺胃之气……唉！这不是肺气的肃降吗？

老中医对中医理论领会之深，运用之精妙，使我叹服！

至此我治支气管炎又多了一法宝，在方药中加入苏子、枇杷叶、枳壳、前胡等降肺胃之气的药，效果确实大大地提高了。

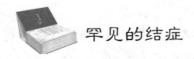

罕见的结症

前不久，一王姓中年病人，肚胀，肚子痛，恶心干呕，大便稀溏，去医院做了很多检查，开了吗丁啉、陈香露白露、健胃消食片等，吃了两天没效。

又找了几个医生，大致开的都是此类的药，并且输了几天消炎水，病不轻反重。找我诊治时病人已几日没吃饭了，只是喝点流质的面水，身体极度虚弱。病情严重，我也怕担责任，也和前医一样常规治疗。不同的是我给患者做了穴位按摩，效果出奇得好，当时肚子就不痛不胀了，谁知患者回家吃了药后，肚子又开始痛胀。患者质问是不是吃你的药吃成这样了！我被粘住了，跳进黄河也洗不清。

还好，我给病人解释了很多，病人及家属最终信服了。我不得不冒险了，给患者做了灌肠，15 分钟后患者排出很多极硬的粪块，但肚子还是胀痛。我又急忙给患者揉肚子，做穴位按摩，伺候了半天，诸证缓解，患者肚子咕咕直叫，也放屁了，不恶心了，有些饿了，吃了些饭。患者高兴地说："受了一星期的罪，现在是最舒服的时候。"医患皆大欢喜。

谁知好景不长，时隔一天，患者肚子又痛开了。此病使我有点丈二和尚摸不着头脑了。我开始下赌注，把自己的一切都押上了，又给患者灌了肠。这次效果不理想，患者只排出很少的一些稀便，患者的肚子痛得更厉害了，绞着痛。

治病如玩命，值吗？我顾不了那么多了，我拼上了，做好了给患者抵命的准备。接着又给患者灌肠，30 分钟后，患者又排出了很多极硬的粪块。

患者好了，我却瘫软在地久久不能起来。

 小小银针大功效

2011 年 10 月 6 日半夜时分，一阵急促的电话铃声把我从睡梦中惊醒！
"喂，你好，哪位？"
"医生，不好了，我丈夫昨晚吃了你的药后，现在肚子剧痛……"
我倒吸了一口冷气，心中如十五个吊桶打水——七上八下！
"莫慌，告诉你家的详细地址，待我前去看看。"
我心中暗自叫苦：都是恻隐之心惹的祸。昨天下午，一中年妇女经人介绍前来为其丈夫诊治胃病，自述其丈夫半月前突发肚子剧痛，急到医院专家会诊CT，B超，X线……一通检查后，有的专家说像是肾结石，有的说像阑尾炎，有的说更像胰腺炎。按各样疑似病治了好多天，还是止不住痛，注射曲马多针，哌替啶针等，疼痛稍缓。医院要剖腹探查，患者家属不允，无奈才想起了中医会诊。四诊后断为肠梗阻，处：大承气汤一剂。患者药后便下痛止，然不知仲圣明训，大承气汤应中病即止。出院后，继续服用，致使耗气伤阴，胃气元气大伤，浑身瘫软，少气没力，吃饭没胃口，恶心干呕，嘈杂做酸，情绪不稳，心烦心焦，忧虑万分。

这位妇女说完情况，就迫不及待地让我为其丈夫开药，我说四诊不全怎能下药？她说我们以前都是把病情给医生说说就可以了。我说不见病人万难下药。她再三哀求：我家离此远，丈夫现在不能下楼，行走不便，你行行好，先开点药，等我丈夫病情好转后，我们一同前来看病……经不住她再三纠缠，勉强为他开了些疏肝健脾补气养阴的药。

写到这里，想起了最近风行一时的"网诊"，很多病人都喜欢说：医生我哪里哪里不舒服，你给我开个方。古有悬丝诊脉，今之高级多了，"悬网诊脉"，连病人的面儿都没见就开药了，这都是对病人对自己不负责任的表现。

这不？我就中招了。当晚伸手不见五指，一路颠簸，爬上高楼，气喘吁吁地来到患者家中，眼前的景象着实让我吃惊，患者捂着肚子在床上不停打滚，呻吟不止。我接连查了患者的体温、脉搏、呼吸、血压都正常，心中才有些平稳。取出银针朝患者中脘、气海、足三里扎去，3分钟后，患者痛止，但还是腹胀，因患者脉细数，舌前1/3无苔，后2/3苔黄厚干燥，让其家属在附近药店买来玄参50克，生地黄30克，麦冬20克，威灵仙20克，西洋参15克。煎汤服之，坐于床旁观察2个小时，诸证消失。

患者酣然睡去，为医者却感慨万千，再也无法入眠。

 ## 高高围墙里的医学

诊所里来了一对恋人，拿着一张处方来我处配药，我每抓一样中药，女的就问男的，"这是什么药呀？"男的说不认识，问了几次，女的诧异："你不是学中药药剂的吗？"我接问道："小伙子在哪里读书呀？""××中医学院！"男的挺自豪地说到。"现在在哪里工作呀？"男的清了清嗓子，神气地说："我大学毕业又考上了研究生，硕士刚毕业！"给人一种高高在上的感觉。"原来是高才生呀，我可以请教几个问题吗？""你尽管说。"因为最近中药市场上掺假的药材比较多，他是专业研究中药的，我就问了一些药物真假的鉴别，他支支吾吾地答不上来，我接着又问了一些药物的炮制方法，他说学过的都忘完了。"你八年都学的什么呀！学的知识都配饭吃了！"他女朋友愤愤地说，小伙子的脸"唰"地一下子红了，低着头走了。

以上情景使我想起了五一节的同学聚会，我上医专时一届的同学有几百人，一打听，除了少数几个以外其他的都改行了，有的干了一段时间高分低能；半途而废，有的毕业了脑子里一片空白无所适从；有的走上临床感到所学的东西没有实用价值，按教材上的知识根本治不了病，不得不关门停业，拜师学艺。由此看来，现今的医学院校培养的学员成功率太低了。同学甲说："现在的医学院校是花架子，中看不中用，理论与实践严重脱钩，教学模式死搬硬套，什么小白鼠试验，什么模具教材都是死物，刻舟求剑，扳倒树捉老鸹。要知道我们面对的是活灵活现、各样各色的病人和千变万化的病情，以不变应万变是行不通的。以前'师带徒'的传承教学多好啊！学徒边学边侍诊，把学到的知识融会贯通到实践当中，各种病例、病材，病因、病机、病证都烂熟于心，走上临床轻车熟路。现在的学医再也没有那种行之有效的传承教学了。学院式高高围墙圈起来学习，连病人的面也见不着，先理论学习后，再去临床，学的东西都忘得差不多了……"同学乙说："上学时我把《脉学》倒背如流，但应用时却'心中了了，指下难明'，没有一个准确的参照物，给病人把过的脉也不知道对错。要是有个老中医把过脉后，让我再把一下体会体会那该多好啊。可惜现在手把手的教学方式没有了，实习时顶多让你抄个方子就不错了。上学期间中药是个什么样都没见过，刚开诊所时，采购回来一大堆中药，一看傻了眼，没办法请来个老中医，把每样中药都标上名字，老中医说一样我标一样，忙乱中还把几样药标错了，把川乌标成了附子，处方中明明开的是半夏附子同用，实际却成了半夏川乌同用，成了'十八反'，幸亏病人也认识些中药及时发现……"

古有"诸葛亮挥泪斩马谡""赵括纸上谈兵"，今有医学生"弃医从商""弃医打工"。难道马谡"失街亭"就说他没有真才实学吗？难道赵括导致"赵国全军覆没"就说赵括军事理论知识不扎实吗？难道现今的大专院校培养的医学生不会治病都是没学好吗？非也！要知道大部分医学生都是很优秀的。

治病要治根，挖树要盘根。究其原因还是医学教育模式不健全的问题。

 ## 再谈辨证施治的重要性

一个是羊胡子疮，一个是对口疮，两个看似风马牛不相及的病，通过辨证施治却被同一个方子治愈了。

病例一：是郝万山老师的一个病案。男，35 岁，整个下巴长满了须头，有的刚出头，有的溃了，烂乎乎的肿得很大，翘得很高，打了一个多月的青霉素无效，吃清热解毒的中药，金银花、连翘、蒲公英、地丁、黄连、黄芩，把胃吃坏了也没效。

辨证：面部分区，下巴属肾，感染后起初属实证，发病一年多，久病成虚，肾阴虚，虚阳上亢。

治法：知柏地黄汤。六味地黄滋肾阴，知母黄柏泻虚火。

病例二：男，60 岁糖尿病多年，三个月前患对口疮，西医抗炎不能控制，溃后创口不敛，有少量干燥脓性分泌物，疼痛难忍，舌质红少苔，脉数。

辨证：足太阳膀胱经与足少阴肾经，贯脊属肾，足少阴肾经与足太阳膀胱经相表里，肾经阴火沿肾经与足太阳膀胱经上冲，客于项部，损肌化腐为脓，发为对口。

治法：知柏地黄汤。

由此感悟：中医诊病，首重辨证，其次治法，再次方药。辨证不清犹如捉迷藏，误打误撞，治好了也是瞎猫碰见死耗子。中医的辨证方法有"八纲八法""六经""卫气营血""三焦"的辨证等,环环相扣,一环脱节,一错再错。诊断都不对,就别说治疗了!

药物之毒——你敢以身试药吗

每遇到一些胃气上逆、心下痞、干呕恶心的患者总会想到克证良药旱半夏,然市售半夏都是水半夏,无此功效。

搞来一些旱半夏却是制过的,验之临床效果不好。几经周折购得正品生旱半夏,多次蠢蠢欲用,但畏于"半夏有毒伤人命"一说,更惧怕"医疗事故猛于虎""不怕一万就怕万一",不得已从药斗里抓出来又放回去。

2012 年 10 月 25 日 02:30,又遇此证,决定用一回,一边抓药一边捡了一小粒,放嘴里咀嚼以试药力,仅 20 秒钟,口腔麻木,紧接着咽喉像卡个火柴棍,片刻,嗓子就被封住了,整个口腔几乎失去知觉,有濒死感,急至厨房大口大口地嚼生姜,40 多分钟才缓过劲来。

不免感叹!仲景先师用生旱半夏运用自如,疗效如神。我等自欺欺人,用赝品半夏,真不知是否有效。

医误、人误大于天啊

杨某,老来得子,娇宠过分。殊不知温室里的花草,得不到日月天地之精华是永远也长不大的。人得五谷之精气才能长久,整日这精粉,那营养品,大鱼大肉的不生病才怪。

那小孩甚是"金贵儿",稍微流一下清涕,或轻咳几声,或吃油腻过多拉一下肚子,就赶紧找儿科专家看病。一去没二事儿,不管三七二十一,输水、输水再输水。

我不禁要问:"病人不懂,病人无知!医生难道也不懂,也无知吗?"

这就是医误，人（病人）误啊！

一日小孩玩耍，腿上碰了个小伤口，来我处一再要求输液消炎，无奈，只给孩子输了一些促进伤口愈合的维生素。输完后结账 16 元，小孩父亲说："你用的药太差了，我们在别处输一次 70 多元都得输几天，你这样用药得输多少天！"第 2 天转别处输去了。

时之日久，小孩阳气被戕害！弱不禁风，脸色惨白。每月好不了几天就发病，周而复始，恶性循环。

终于病入膏肓。

这要从小孩的一次咳嗽说起。这次咳嗽在一专家处输了几天水，病不轻反重，开始发热，带来我处，我看后说这是风寒束肺，久之入里化热，吃点中药很快就好了！

"西医那么先进都不中，你们中医棍棍棒棒，枝枝叶叶地能治病吗？"孩子妈妈说完头也不回地找更高级的专家去了。就这样每调一处，抗生素的档次就高一层，或者抗生素二联三联的使用。

又输了 2 周水，孩子面黄、身黄。为医者不明其理，闭着眼照输不误，直输得孩子干呕恶心、吃不下饭，才想起做个肝功能一看，转氨酶 5000 多。

主治医生看了化验单后说："5000 多不可能，500 多还差不多，是不是化验室搞错了。"继续输液。直到一天晚上，孩子喷射性呕吐几次后，昏迷不醒，转院去省会医院治疗。省医院确诊为：重症药物性肝损伤。已错过最佳治疗时期，不收。孩子父母跪地苦苦哀求，签下协议:死马当成活马医……

孩子九死一生，阎王殿前走一遭，好不容易捡回一条命儿。然其父母不吸取教训，出院后不到 3 个月，重蹈覆辙。

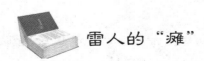

雷人的"瘫"

2002 年进修期间，住处到医院有 3 里地，每天匆匆步行上下班，上午、下午、晚上，来回跑 6 趟合 18 里。8 月份，有几天感到两腿乏力，渐次加重，伴全身困倦。当时以为是路途奔波，作息紧张，加上工作劳累所致，没在意。

8月15号中午，这个难忘的日子、难忘的时间地点，至今记忆犹新，12:10，出门时就感不适，下楼梯时四肢无力，扶着楼梯扶手勉勉强强来到一楼，四肢已"瘫痪"，每抬一步，脚下有千钧之力。费了九牛二虎之力，来到药房，买了1瓶葡萄糖酸钙口服液喝了一大嘴，仅仅5分钟，四肢就恢复了正常功能。

上述经历体会到实践和经验在医学上是多么的重要！辨证准确无误是多么的重要！医者勤实践、富经验是一种修行，医路漫漫兮吾将上下而修行！

 错误的过度治疗

2011年12月1日，诊所里来了一对小两口，男的抱着很大一箱子药品，女的拿着输液的处方，请我帮忙打点滴。

我一看认识，诧异地问："春上刚过完年你不是输了一个月的水吗？怎么又来输？"

"其实我们的水就没停，刚开始检查只是我老婆有毛病，5月份检查又说我也有问题，让我们两人同时输。"男的说。

什么病？输水，得将近一年？开国际玩笑！接着听他们细讲后，得知他们患的是不孕不育症。女的做B超检查：子宫内膜极薄，造影显示：输卵管不通。

此种情况，据我以往接触的病例大部分都是未婚先孕，羞于见人，不敢去正规医院，找个地下诊所，胡乱给些打胎的药，或清宫不知轻重，把子宫黏膜刮坏了，再加上消毒不严格造成了宫腔感染。

我看了看女的，面色惨白，没有血色，脉细弱无力，双尺极弱。这是明显的气血亏虚、肾精不足、肾阳虚衰。阳虚水湿不化组织粘连，气血随之冰凝，加之过度治疗，长期应用高效抗生素，寒凉无比深入骨髓，好比冰块越结越大。再者患者不到生育年龄就怀孕打胎，严重损伤了肾精，导致胞宫失养。

我说："你的体质太差了，'泥菩萨过河自身难保'，就是勉强怀孕了，胎气也将难保。这病还是用中药调理，治治根本为好。"

她说："我水输着，中药也在吃着哩。"说着拿出来个中药方，"这是某某妇科医生抄给我的方子，在她那里治病，只要是这方面的病，都给吃这样的药……"

这等错误地、过度地治疗到处可见。再看看那些癌症患者吧：手术后元气大伤，紧接着化疗，1 个周期后身体差了，2 个周期后身体衰了，若干个周期后身体垮了，病人都能看见上帝在招手了。

近期脉、症体验

患者，老年女性，他医诊其为"胃炎""咽炎"，久治不愈。转诊与我，脉：左关弦数上越、右关弱。

诊：肝胃不和、右胁胀痛，胃脘不舒，且胆热随胃气上逆，引起咽部不适，打半截嗝儿，大便干。

处方：大柴胡汤合半夏厚朴汤合旋覆代赭汤，3 剂，病大轻。

另一个老病号，携其母前来看病。诊老太太之脉：弦滑微数。云其头晕目眩、口苦咽干、两胁胀满，失眠多梦、口吐黏痰。老太太心悦诚服！处：小柴胡汤加竹茹温胆汤，6 剂病愈。

王某，经常酗酒，喝得胃痛难忍，遍吃西药无效，找我开中药。一诊脉弦紧，二诊脉弦紧，三诊更方，四诊脉平和，说："你的胃不痛了吧。"惊曰："你怎么知道？"答曰："脉平病静，何足为奇。"

令人非常尴尬的事

2010 年的某天上午，一对老两口来到我的诊所外，上下打量了一番，迟疑片刻才走进来。

老妇:"医生,你看看我是怎么了?有什么病?"说完把手脖一伸便不再吱声。

诊之:脉关弦寸缓、舌质略红。问:"头晕胸闷否?有心脏病病史吗?"答:"无。""有胃脘痞塞、嘈杂、打半截嗝的症状吗?"答:"无。""近期情绪怎么样?生过气吗?"答:"没有。"

我说:"你的病是肝气犯胃,心脏不好,心血不足。对了就抓药,不对另请高明。"

患者说:"开药吧!"我开了5剂药,但老者只让抓3剂。说他夫人的病在大医院看了很多专家,做了多次胃镜,每次都取样化验。我心思:反复人为地创伤,她的胃不糜烂才怪。后来又到省城某知名中医专家处开了20剂中药,越吃越重……老妇接着说,你刚才说的病症我都有,我不但有老胃病,而且心脏不好放了支架,因为你看的很对,所以我才愿意吃3剂试试?无语。

治好了几例顽固性斑秃

斑秃是一种自身免疫性的非瘢痕性脱发,常发生于身体有毛发的部位,局部皮肤正常,无自觉症状。可发生于任何年龄,但以青壮年多见,两性发病率无明显差异。皮损表现为圆形或卵圆形非瘢痕性脱发,在斑秃边缘常可见"感叹号"样毛发。这种病虽属小疾对人体健康影响不大,但是由于影响美观患者都急切地希望快点治好,可是这种病治起来周期长、起效慢,治不得法时往往很难取效。

2004年6月8日,青年俞某,一年前,他无意中发现自己的头上有两处头发脱落,并且发展得很快,几天时间就脱光了,头皮上出现了两片一元硬币大小光溜溜的斑秃,煞是难看。花了几千元也是寸"草"不生。因他前些年让我给他治过病,效果不错,所以后来就想到了我。

我看后说这种病我没治过,也没有这方面的经验,你还是找皮肤科医生看看吧。患者说看了一些皮肤科没效,请你给我想想法子吧。我说能治就给你治，不能治就不会勉强给你治，这是一个医生应该操守的医德问题。患者一再央求，我只好说你明天来吧，今天晚上加班给你查查资料。

查资料得知斑秃的原因：①病灶处头皮受到感染，如头黄癣、脓癣、疖、痈、毛囊炎、寻常狼疮等，破坏了局部的毛囊引起。②病灶处皮肤汗管角化、毛周角化。③卷发、烫伤、接触放射性元素等刺激引起。

这使我立马想起了老百姓种庄稼时的情景：地好种子不好就不长庄稼，反过来种子好地不好同样也不长庄稼。患者病灶处的头皮就是那个"地"啊，病灶处被破坏的毛囊就是那个"种子"啊，因此要想把患者的斑秃治好就必须同时解决"种子"和"地"的问题。

中药药性：①木鳖子可以治痈肿、疔疮、瘰疬、痔疮、无名肿毒、癣疮，外用治疗秃疮、牛皮癣、干癣有一定效果。科学研究醋含有丰富的营养元素，《纲目》："散瘀血。"《本草衍义》："益血。"《千金·食治》："治血运。"所以这个醋啊可以活血化瘀，可以增强病灶处皮肤的营养，还可以增强药物的渗透性。所以我就用醋泡木鳖子仁（捣碎），这个药液配好后有一定的黏性，这样使用起来也就很方便。用这个药液来解决病灶处"地不好"的问题。②补骨脂外用可以活血通络，润肤止痒、生发、祛白斑，配合白酒的辛散、窜、通之性就可以刺激病灶处毛囊的发育，这就解决了"种子不好"的问题。

理论归理论至于效果的好与不好还有待临床去验证。

我让患者早饭前抹补骨脂酊、早饭后抹木鳖子醋，晚饭前抹木鳖子醋、晚饭后抹补骨脂酊。半月后病灶处依稀可见绒毛，一个月后病灶处有了密密麻麻的发根儿，两个月后病灶消失得无影无踪。

2006年秋，曾某的孙子头上无明显原因地出现了一个指甲盖大小的斑秃，在脱发专科治了两个多月，没有一点效果。依上述方法，用了不到3个月就彻底好了。

2011年夏天天很热，患者某女士裹着个头巾前来治疗斑秃。仔细看了看她这个斑秃面积比较大，木鳖子醋、补骨脂酊有一定的刺激性用着不太适合，看来我得另想办法。

我切了患者的脉：两寸比较弱。看来患者的心肺功能不是太好。心主血

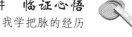

脉统管周身的血液循环，肺主皮毛统管一身的毛发。患者的这个斑秃会不会与心肺功能有关呢？

想到这里我就想从心肺入手来治疗患者的这个斑秃病。

竹子中空挺拔，能很好地"通"，竹叶呈狭披针形，能很好地向外"透发"，竹叶色青，肝属木、主青色，有疏通、条达、升发、畅泄的生理功能；桑白皮泻肺，利大小肠，降气散血；这样竹叶和桑白皮合用就顺应了肺的宣发和肃降的功能。

使用方法：取竹叶适量阴干，保持其青色不变，若晒成黄色则无效，熬水，待水温适宜时洗头，不停地揉搓病灶处以促进局部血液循环约 10 分钟，接着把毛巾放在桑白皮（产地必须是安徽的）熬成（需提前熬好备用）的药液里边浸透，然后包在头上 10 分钟后取下。

效果：18 天后病灶处长出绒毛，不到两个月头发就完全长出来了。

 ## 我学把脉的经历

中医诊断疾病是望、闻、问、切，四诊合参，其中切诊就是切脉。脉学是一门实践性很强的学科，初临诊者须长期感应数以万计患者的活生生的脉象来不断地磨合。"纸上得来终觉浅，断知此事要躬行"。这个脉象的体会还需要跟着有经验的老中医侍诊一段时间，老中医把过脉后，我们再仔细地把一把，做到：勤问、多练、多比较。脉象很抽象，每个人的体会是很难用语言来描述清楚的，它是一种"只可意会不好言传"的学问。

上医校时，我没有刻意地去学脉，授课老师对脉学部分也不太重视，没有怎么讲，所以我只是把专科教材上的脉象、脉形、脉理主病简单地背了背，这样就走了弯路。实习时，带教老师只是象征性地让大家体会一下，很多时候大家都摸不到脉，只是在旁边观诊，顶多抄一下方子。由于不是亲自给病人看病也就没有什么压力，但是当走上临床后，和病人面对面地坐着，摸着病人的脉象，"心中了了，指下难明"，立马就傻了眼。西医看病可以问这问那的，这检查那检查的把病检查清楚了再开药，病人也是很配合的。而当病人看中医时大多数都存在一种误区，认为中医就是靠脉诊来检查病，他们把这个脉诊当成西医的仪器一样，脉把得准了他就认为你把他的病检查出来了，脉把得不准他就认为你没把他的病诊断对，接下来就不让你治疗。所以，他们考核中医的唯一标准就是切脉，并且在医生切脉时问什么也不说，这就无形中给医生诊病增加了很大的难度。因为我们除了自己的 3 个手头外基本上就没有什么可以利用的工具了，所以这就进一步需要我们把切脉学好。

当我碰了一鼻子灰后，觉得再这样我这个中医就很难干下去了，这就迫切地需要把脉学再学习学习。我重温了教材上的脉学篇，感到枯燥乏味并且不好记忆，这就需要一种易于记诵并且记住后一辈子也不会忘的脉学口诀，我翻阅了一些脉学书籍，感到都不适合自己。功夫不负有心人，终于找到一种浅显易懂、背起来朗朗上口并且总结得很好很全面的脉诀。

它就是《医宗金鉴》关于小儿脉诀的歌括：

小儿周岁当切脉，位小一指定三关，浮脉轻取皮肤得，沉脉重取筋骨间。一息六至平和脉，过则为数减迟缓，滑脉如珠多流利，涩脉带涩往来艰。三部无力为虚脉，三部有力作实言，中取无力为芤脉，微脉微细有无间。洪脉来盛去无力，数缓时止促结占，紧脉左右如转索，弦则端直张弓弦。浮为在表外感病，沉为在里内伤端，数为在腑数阳热，迟为在脏乃阴寒。滑痰红火微怯弱，弦饮结聚促惊痫，芤主失血涩血少，沉脉腹痛浮感寒。虚主诸虚不足病，实主诸实有余看，痘疹欲发脉洪紧，大小不匀中恶勘。一息三至虚寒极，九至十热极炎，一二十一十二死，浮散无根沉伏难。表里阴阳虚实诊，唯有儿科随证参。

这虽然是关于儿科的脉诀，但是学医者应当活学活用，我就是把它灵活地运用到临床上去，从而解了燃眉之急。另外诊所附近有一位老中医，我一有空就往他那里跑，虚心请教，就这样很快我的切脉就上路了，病人来了再也不怯场了。又过了一段时间，就像练功一样感觉第一乘功夫练得差不多了，就开始练第二乘功夫。我又开始背诵李时珍的《濒湖脉诀》，感觉这本脉诀写得非常好、很实用，边学边干、学用结合。

　　我先从常见的浮、沉、迟、数、虚、实、滑、涩、紧、弦等脉象学起。

　　"浮脉为阳表病居，迟风数热紧寒拘，浮而有力多风热，无力而浮是血虚。寸浮头痛眩生风，或有风痰聚在胸，关上土衰兼木旺，尺中溲便不流通。""沉潜水蓄阴经病，数热迟寒滑有痰，无力而沉虚与气，沉而有力积并寒。寸沉痰郁水停胸，关主中寒痛不通，尺部浊遗并泄痢，肾虚腰及下元恫。""迟司脏病或多痰，沉癥痕仔细看。有力而迟为冷痛，迟而无力定虚寒。寸迟必是上焦寒，关主中寒痛不堪，尺是肾虚腰脚重，溲便不禁疝牵丸。""数脉为阳热可知，只将君相火来医，实宜凉泻虚温补，肺病秋深却畏之。寸数咽喉口舌疮，吐红咳嗽肺生疡，当关胃火并肝火，尺属滋阴降火汤。""脉虚身热为伤暑，自汗怔惊悸多，发热阴虚须早治，养营益气莫蹉跎。血不荣心寸口虚，关中腹胀食难舒，骨蒸痿痹伤精血，却在神门两部居。""实脉为阳火郁成，发狂谵语吐频频，或为阳毒或伤食，大便不通或气痛。寸实应知面热风，咽疼舌强气填胸，当关脾热中宫满，尺实腰肠痛不通。""滑脉为阳元气衰，痰生百病食生炎，上为吐逆下畜血，女脉调时定有胎。寸滑膈痰生呕吐，吞酸舌强或咳嗽，当关宿食肝脾热，渴痢（瘈）看尺部。""涩缘血少或伤精，反胃亡阳汗雨淋，寒湿入营为血痹，女人非孕即无经。寸涩心虚痛对胸，胃虚肋胀察关中，尺为精血俱伤候，肠结溲淋或下红。""紧为诸痛主于寒，喘咳风痫吐冷痰，浮紧表寒须发越，紧沉温散自然安。寸紧人迎气口分，当关心腹痛沉沉，尺中有紧为阴冷，定是奔豚与疝疼。""脉应东方肝胆经，饮痰寒热虐缠身，浮沉迟数须分别，大小单双有重轻。寸弦头痛膈多痰，寒热癥瘕察左关，关右胃寒心腹痛，尺中阴疝脚拘挛。"

　　今天我把这些又默写了一遍，等于又重新学习了一次。

　　就这样我把脉象和临床实践紧密地结合在一起，用心地去感悟，日积月累，慢慢地切脉就变得成熟起来。上述只是我个人学习切脉的一点经验。最后总结一点，就是那些脉诀必须要背，而且要背得滚瓜烂熟，做到烂熟于心，使用时才能得心应手，若记得模糊不清那是不行的。

也感司药如同司命说

药者既能扶生也能害命，开药者当斟酌细心，司药者也应谨慎小心，平和之药稍有差池尚能挽救，虎狼之药用之有误，服后犹箭离弦，势必酿成大祸，追悔莫及，药误者生死如反掌，医师须慎！药师须慎！

2014年8月28日下午，吴某某看病，抓药时发现山茱萸不够了，便嘱回家的路上顺便在药店买些先用。患者晚上喝头煎后燥热难耐、口唇起疱翘皮、通夜无眠，天还没亮就给我打电话，把我吓得不轻，让其暂停服药把余药拿来我看，发现药店把每剂药60克的山茱萸抓成了60克的吴茱萸，山茱萸补肝阴，吴茱萸辛温燥烈，加之剂量超大，劫肝阴。粗心马虎、没责任心的药店员工竟因一字之差而坏病。

2014年8月29日上午一对小两口前来咨询：昨天一个老中医给她免费开了个外用的治疗妇科炎症的方子，自行去药店买来，只用了一次病灶处红肿高大痛得厉害，本来不是很重的病加重了数十倍。说老中医干了一辈子了应该不会出错，你回去把药拿来我看看是不是抓药时出错了，原来抓药时药店看方上有硫苦一药，自言自语没有硫苦只有硫黄，想必是老中医写的是简化字，就把硫黄当硫苦给抓了，处方上还有芒硝一药，这样就犯了中药配伍方面的"十九畏"——"硫黄原是火中精，朴硝一见便相争"。

记得我还在上医专时，老师给我开了个含有制马钱子的方子，在药店配好我喝下去不到10分钟就感到头蒙蒙的、双手持物不灵便，脚下走路像踩棉花，约20分钟后头晕眩、脖颈发僵、双手不听使唤、走起路来跟跟跄跄，40分钟后舌强语言謇涩，整个躯干像一条硬棍，只要向后一扭头就跌倒……走上临床后我才知道制过的马钱子呈内外均匀的黄褐色，并且必须去掉外边的毛，可是当时药店里给我配的是有毛的生马钱子啊！

……

自己开诊所后，每个患者的药方抓好后，我都要核对一遍，十几年来细致有加，司药如司命，为医者应当细心呵护众生之命。

我是这样学习《伤寒论》的

《伤寒论》是医圣张仲景所撰写的一部医学巨著，它的医学成就旷古烁今，它创立了六经辨证的理论体系，将理法方药融为一体为中医学奠定了坚实的基础，数千年来造就了无数的临床大家。《伤寒论》之所以流传至今、长盛不衰，是因为它理法严明、方药规范、疗效卓著，能经得起重复，能经得起从医者的反复验证，学通其理法可以运用无穷、济世康民。所以《伤寒论》是首屈一指的经典著作，是学医者的必修之书，历代医家都比较重视《伤寒论》，时至今日我们当代的中医师更应该把它学好。

刚业医时，我用经方比较少，大多喜用特效专方，迷信验方秘方，关于这类的笔记收集整理了十几本，但是验之临床大多不能令人满意，治愈率并不高，常常感叹："千方易得一效难求，真传一张纸假传万卷书"。后来偶尔用了几次经方感到效果神奇，只要辨证准确无不应手而愈。可是我的《伤寒论》基础太差了，每当用时常常捉襟见肘。我走到了行医路上的"十字口"接下来该怎么办？是继续以前业已熟悉的老路子走下去，还是回过头来重新学习难懂难学的经典著作？我带着一脸的困惑拜访了我爱戴的国医大师唐祖宣，唐老师是中医界德高望重的老前辈，他给我讲：他刚学医时他的恩师周连三问他："小唐，你是想当'大医生'还是'小医生'？"他不解，周连三就对他说，当"大医生"，就要从《黄帝内经》《伤寒杂病论》《金匮要略》等中医经典著作学起，打下扎实的中医基础理论知识，才能在学术上有更大的突破，造福人类。当"小医生"，背背"汤头"，学点"药性"……唐老师并且说《伤寒论》引无数医家竞折腰，后世许多名方都是从经方中发展演化而来……由此看来要想当一个好医生就必须要熟读经典，因此我下定决心重新学习《伤寒论》。

我先用几个月的时间反复看《伤寒论》原著，做到读熟、读通、读顺，并且把常用的条文背熟，虽然书中有些地方不理解，但是也要先记下来并且把它带到临床当中，遇到这种证型时多思多想，有时灵光一现顿时霍然开来。

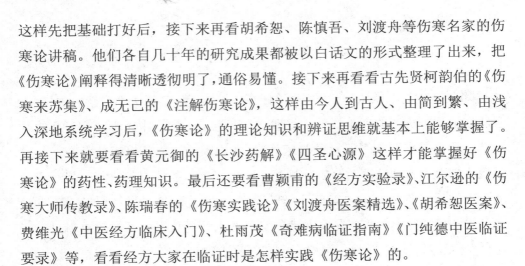

这样先把基础打好后，接下来再看胡希恕、陈慎吾、刘渡舟等伤寒名家的伤寒论讲稿。他们各自几十年的研究成果都被以白话文的形式整理了出来，把《伤寒论》阐释得清晰透彻明了，通俗易懂。接下来再看看古先贤柯韵伯的《伤寒来苏集》、成无己的《注解伤寒论》，这样由今人到古人、由简到繁、由浅入深地系统学习后，《伤寒论》的理论知识和辨证思维就基本上能够掌握了。再接下来就要看看黄元御的《长沙药解》《四圣心源》这样才能掌握好《伤寒论》的药性、药理知识。最后还要看曹颖甫的《经方实验录》、江尔逊的《伤寒大师传教录》、陈瑞春的《伤寒实践论》《刘渡舟医案精选》、《胡希恕医案》、费维光《中医经方临床入门》、杜雨茂《奇难病临证指南》《门纯德中医临证要录》等，看看经方大家在临证时是怎样实践《伤寒论》的。

这样经过上述的几个环节后《伤寒论》的理、法、方、药、临证实践，都被全面系统地学习了。大多数医生的学习方法是先学后用，而我是边学边用，一边深研理论一边勤于实践。这样的学习一则印象深刻，二则可以检验自己的学习成绩，时刻找出自己的不足之处，不断完善自己，避免了纸上谈兵只会学不会用的弊端，在《医术推求》这本书中就有很多运用经方治病的成功案例。这些临床实践使我深切地体会到《伤寒论》统揽中医学的各个学科，有较高的科学水平和实用价值。

伤寒名家郝万山老师说："《医宗金鉴·伤寒心法要诀》是清代吴谦等人编的，它对《伤寒论》中的主要证候、主要方剂，以歌诀的形式编排出来，使学习《伤寒论》的人便于背诵……"通过学习后觉得《伤寒心法要诀》把《伤寒论》的核心内容总结得简明扼要，非常实用，对学习《伤寒论》大有裨益。但是《伤寒心法要诀》许多中医同仁都没有接触过，甚至没有听说过，所以我特意把它摘选出来，附在此处，以期引起大家的重视。

伤寒心法要诀：伤寒一证，仲景论中立三百九十七法，一百一十三方，神明变化，可谓既详且尽矣。其治杂证也，则有《金匮要略》分门别类，包举赅括，无非示人以规矩准绳，欲其触类旁通，以应变于无穷也。但其辞旨古奥，义蕴幽深，条目繁多，未易领会，人多苦之。兹特撮其要旨，编为歌诀，俾学者便于熟读默记，融会贯通，然后再玩味全书，则易读易解，有会心之乐，而无望洋之叹矣。由此登堂入室，将见二千年来大法微言，昭如日月，不致尘封，庶几于斯道不无小补云尔。

（1）伤寒传经从阳化热从阴化寒原委：六经为病尽伤寒，气同病异岂期然，推其形藏原非一，因从类化故多端。明诸水火相胜义，化寒变热理何难，漫言变化千般状，不外阴阳表里间。

注：六经，谓太阳，阳明，少阳，太阴，少阴，厥阴也。为病尽伤寒，谓六经为病，尽伤寒之变化也。气同，为天之六气，感人为病同也。病异，谓人受六气生病异也。岂期然，谓不能预先期其必然之寒热也。推其形藏原非一，谓推原其人形之厚薄，藏之虚实非一也。因从类化故多端，谓人感受邪气虽一，因其形藏不同，或从寒化，或从热化，或从虚化，或从实化，故多端不齐也。明诸水火相胜义，谓水胜则火灭，火胜则水干也。化寒变热理何难，谓邪至其经，或从阴化为寒，或从阳变为热，即水火相胜从化之理，何难明也。漫言变化千般状二句，谓伤寒变化千般，总不外乎阴阳表里间也。

（2）太阳风邪伤卫脉证：中风伤卫脉浮缓，头项强痛恶寒风，病即发热汗自出，鼻鸣干呕桂枝功。

注：中风，病名也。伤卫，谓风伤卫也。脉浮缓，谓中风脉也。头痛项强，恶寒恶风，发热汗自出，鼻鸣干呕，谓中风证也。桂枝功，谓桂枝汤功能治中风虚邪也。详太阳上篇。

（3）太阳寒邪伤营脉证：伤寒伤营脉浮紧，头痛身痛恶寒风，无汗而喘已未热，呕逆麻黄汤发灵。

注：伤寒，病名也。伤营，谓寒伤营也。脉浮紧，谓伤寒脉也。头痛身痛，恶寒恶风，无汗而喘，或已发热，或未发热，呕逆，谓伤寒证也。麻黄汤发，谓伤寒实邪，当与麻黄汤发汗最灵也。详太阳中篇。

（4）风寒营卫同病脉证：中风浮紧遍身痛，头痛发热恶寒风，干呕无汗兼烦躁；伤寒身重乍时轻，浮缓呕逆无汗喘，头痛发热恶寒风，烦躁而无少阴证，营卫同病大青龙。

注：中风谓风伤卫之病也。头痛发热，恶风恶寒，干呕，中风之证也。浮紧，寒伤营之脉也。身疼痛，寒伤营之证也。今以中风之病而得伤寒之脉与证，

更兼不汗出之表实内热之烦躁也。伤寒，谓寒伤营之病也。身重不痛，乍有轻时，风伤卫之证也。浮缓，风伤卫之脉也。

呕逆无汗而喘，头痛发热，恶寒恶风，寒伤营之证也。是以伤寒之病而得中风之脉与证，更兼太阳无汗内热之烦躁也。而无少阴证，谓无身重但欲寐之证也。营卫同病，谓风寒中伤营卫同病也。二证皆无汗实邪，故均以大青龙汤发之。详太阳下篇。

（5）误服三汤致变救逆：伤寒酒病桂勿与，呕吐不已血脓鲜，尺迟服麻致漏汗，恶风肢急小便难，微弱汗风青龙发，厥惕悸眩热仍然，身瞤振振欲擗地，桂加附子真武痓。

注：伤寒，谓伤寒无汗之实邪也。酒病，谓病酒状似中风也。桂勿与，谓皆勿与桂枝汤也。误与伤寒，则表气愈固，里气更逆，呕吐不已也。误与酒病，则湿热内酿，伤营吐血脓也。此皆误用桂枝汤之变证，当随其变证治之可也。尺迟，谓伤寒尺中脉迟也。服麻，谓服麻黄汤发汗，遂致汗出不止，名曰漏汗也。肢急，四肢拘急也。小便难，谓小便少而难也。伤寒脉证，当用麻黄汤发汗，若尺中脉迟，是营气不足，不可发汗，若误发之，则致漏汗恶风，四肢拘急，小便难等变证也。当以桂枝加附子汤救逆可也。微弱，谓大青龙证脉微弱也。汗风，谓大青龙证自汗恶风也。大青龙证脉不浮紧，若浮缓而微弱反汗出，是大青龙脉证未具也。误以大青龙发之，致其人厥冷筋惕，心悸头眩，热仍不退，身肉?动也。振振欲擗地，谓耸动不已，不能兴起欲堕于地也。此皆误与大青龙汤发汗之变证，当以真武汤救逆可也。详太阳篇。

（6）三阳受病传经欲愈脉证：伤寒一日太阳病，欲吐烦躁数急传，阳明少阳证不见，脉静身和为不传。

注：伤寒一日太阳受病，二日阳明受病，三日少阳受病，此其传经之常也。若初病颇欲吐，烦躁脉数急者，谓邪盛传经而不解也。二三日阳明少阳证不见，脉静身无所苦者，谓邪衰不传，欲自愈矣。

（7）阳明表病脉证：葛根浮长表阳明，缘缘面赤额头疼，发热恶寒而无汗，目痛鼻干卧不宁。

注：太阳未罢，又传阳明，太阳表邪怫郁，阳明肌热，为阳明经表病也。

葛根表阳明，谓葛根汤主治阳明表病也。浮长，谓阳明之表脉也。缘缘面赤连额头疼，发热恶寒无汗，目痛鼻干卧不得宁，皆谓阳明经之表证也。用葛根汤解两经之邪也。详阳明篇。

（8）阳明热病脉证：白虎烦渴热阳明，汗出身热脉长洪，不恶寒兮反恶热，合柴兼见少阳经。

注：太阳已罢，而传阳明不传少阳，亦未入腑，其热渐深，表里俱热，为阳明经热病也。白虎热阳明，谓白虎汤主治阳明热病也。脉长洪，谓阳明之热脉也。烦躁口渴，引饮汗出身热，不恶寒反恶热，皆谓阳明经热病之证也。用白虎汤解阳明表里俱热也。阳明未罢，又传少阳，亦阳明热病也。合柴，谓白虎合小柴胡汤，治阳明经热证，兼见少阳经弦脉，寒热往来，口苦耳聋，目眩而呕，胸胁痛之病也。

（9）阳明府病脉证：胃实脉大腑阳明，大便难兮脾约同，蒸蒸潮热濈濈汗，满痛始可议三承。

注：脉大腑阳明，谓热邪入腑，阳明当脉大也。曰胃实，曰大便难，曰脾约，谓腑病受邪之不同也。脾约者，太阳阳明也。胃实者，正阳阳明也。大便难者，少阳阳明也。皆为可之下证，不无轻重之别。然必蒸蒸潮热，身肢濈濈然汗出，或满或痛，始可议其微、甚，以三承气汤、麻仁丸下之可也。详阳明篇。

（10）阳明慎汗慎下：阳明表证反有汗，桂枝加葛中风传。热证无汗亡津液，燥渴仍从白虎痊。胃实汗热原应下，恶寒浮缓表为先。欲知定硬识失气，不转微涩下之冤。舌滑尿白小便数，便硬休攻导自安。小便数多知便硬，无苦数少是津还。

注：阳明表证应无汗，反有汗，是从风邪传来，仍从表治，宜用桂枝加葛根汤。阳明热证应有汗，反无汗，是或吐，或汗，或下亡其津液，若无燥渴，则从表治，若有燥渴，仍从热治，宜用白虎汤。胃实自汗潮热，原应下之，若有恶寒浮缓之表，宜先解表，表解已，乃可攻之。欲知大便硬定未定，当稍与小承气汤，转矢气者，已成定硬，当与大承气汤攻之。若不转矢气者，未成定硬，攻之必溏，勿更与也。

若脉微涩者，亦不可下，下之则冤死也。舌滑，尿白，里热微也，虽小便数、大便硬，其热远在广肠，亦不可下，用蜜煎猪胆导法自可安也。凡小便数多，知大便必硬，虽大便硬而无或满、或痛之苦，当审其小便日几行，日减数少，是津液还于胃中，慎不可攻，不久必自大便出也。详阳明篇。

（11）少阳脉证：往来寒热胸胁满，脉弦目眩而耳聋，口苦默默不欲食，心烦喜呕少阳经，或渴或咳身微热，或胁硬痛腹中痛，或悸不呕尿不利，舌胎滑白小柴宗。

注：脉弦，谓少阳病脉也。往来寒热胸胁满，目眩耳聋，口苦默默不欲食，心烦喜呕，少阳经主证也。或渴，或咳身微热，或胁硬痛，腹中痛，或悸不呕，尿不利，舌胎滑白者，皆少阳或有之证也。均宜小柴胡汤主之，随证加减治之可也。详少阳篇。

（12）少阳病用柴胡汤加减法：胸烦不呕去参夏，加蒌若渴半易根，腹痛去芩加芍药，心悸尿秘苓易芩，胁下痞硬枣易蛎，不渴微热桂易参，咳去参枣加干味，小柴临证要当斟。

注：少阳经主证，宜小柴胡汤主治也。其或有之证，务要临证斟酌加减可也。若胸中烦而不呕，去半夏、人参，加栝蒌实。若渴者，以半夏易栝蒌根。若腹中痛，去黄芩加白芍。若心下悸，小便不利者，加茯苓去黄芩。若胁下痞硬，加牡蛎去大枣。若不渴外有微热者，去人参加桂枝微汗之。若咳者，去人参、大枣，加干姜、五味子。义详少阳篇小柴胡汤下。

（13）少阳禁汗吐禁下：少阳三禁要详明，汗谵吐下悸而惊，甚则吐下痢不止，水浆不入命难生。

注：三禁，谓少阳禁吐、禁汗、禁下也。若误发汗，则生谵语，若误吐下，则心悸而惊。少阳经，即有心下硬，不可下，下之甚，则下痢不止。即有胸中满，不可吐，吐之甚，则水浆不入，变成危候，命难生也。详少阳篇。

（14）少阳可吐可汗可下：胸满热烦栀子豉，痞硬冲喉瓜蒂平，发热恶寒肢烦痛，微呕支结柴桂宁。郁郁微烦呕不止，心下痛硬大柴攻。误下柴胡证仍在，复与柴胡振汗生。

注：上言其禁，恐失宜也；此言其可，贵变通也。胸满烦热，太阳少阳轻邪也，宜栀子豉汤涌之。胸满痞硬，气上冲喉不得息者，太阳，少阳重邪

也，宜瓜蒂散吐之。发热恶寒，四肢烦痛微呕，心下支结，太阳，少阳表证也，宜柴胡桂枝汤，微汗两解之。郁郁微烦，呕不止，心下痛硬，少阳，阳明表里证也，宜大柴胡汤缓攻两解之。误下不致变逆，柴胡证仍在者，复与柴胡汤以和解之，若解则必蒸蒸振汗出而解，以下后虚故也。详太阳、少阳篇。

（15）三阳合病并病：合病两三经同病，并病传归并一经。二阳合病满喘发，自痢葛根呕半同。太少痢芩呕加半，明少弦负顺长生，滑数宿食大承气，三阳合病腹膨膨，口燥身重而谵语，欲眠合目汗蒸蒸，遗尿面垢参白虎，浮大汗下禁当应。二阳并病汗不彻，面赤怫郁大青龙，表罢潮热手足汗，便难谵语大承攻。太少头项痛眩冒，心下痞硬如结胸，禁汗吐下惟宜刺，谵惊不食痢多凶。

注：一经未罢，又传一经，二经、三经同病，而不归并一经者，谓之合病。二经、三经同病，而后归并一经自病者，谓之并病。二阳，谓太阳、阳明也。太阳则有头痛，发热，恶寒，无汗，阳明则有肌热，恶热，心烦，不眠之证，相合同病也。满喘，谓二阳合病当下痢不下痢，更加胸满而喘，宜麻黄汤发之。自痢，谓二阳合病当有之证，宜葛根汤也。呕半，谓二阳合病，不下痢但加呕者，宜葛根汤加半夏也。同，谓二证同用葛根一方也。太少，谓太阳、少阳合病也。太阳则有头痛发热，恶寒无汗；少阳则有寒热往来，口苦耳聋，目眩胸胁痛之证，相合同病也。痢芩，谓太阳、少阳合病当自下痢，宜与黄芩汤也。呕加半，谓太阳、少阳合病不自痢，但加呕者，宜黄芩汤加半夏也。若不呕痢而见太阳、少阳之证，非合病也；宜用柴胡桂枝汤两解之。明少，谓阳明、少阳两经之证同见下痢合病也。弦负，弦为少阳木脉，木胜则土负，负则死也。顺长生，长为阳明土脉，土盛则本不能灾为顺，顺则生也。滑数，谓阳明，少阳合病，下痢黏秽者，脉必滑数，是宿食也，宜大承气汤；呕酸苦者，宜大柴胡汤。三阳，谓太阳、阳明、少阳合病也。腹膨膨，谓腹胀满也。口燥，谓口中干燥也。身重，谓身重难转侧也。谵语，谓妄乱言也。欲眠，谓喜睡也。

合目汗蒸蒸，谓合目出热汗也。遗尿，谓失尿不知也。面垢，谓面似有油垢也。此皆三阳热盛，津液枯竭之证，设使脉浮，禁不可汗，脉大亦不可

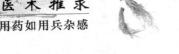

下，唯宜用白虎加人参，益气生津清热可也。若未经汗下，津液未伤，三阳合病，轻证唯宜柴葛解肌汤，清解三阳可也。二阳，谓太阳阳明并病也。汗不彻，谓邪在太阳，发汗未彻，又传阳明也。

面赤，谓邪犹怫郁于太阳，阳明之表，未并阳明之腑，宜大青龙汤解两经之热也。表罢，谓太阳证罢也。潮热，手足汗，大便难，谵语，谓已归并阳明腑也，宜大承气汤，攻阳明实热也。太少，谓太阳、少阳并病也。头颈强痛，目眩昏冒，心下痞硬，如结胸证，谓太阳少阳二经之证尚未归并，其邪未定，禁不可汗下，唯宜刺大椎、肝腧、肺腧，以泻其热也。若误发汗，则必发谵语。若误吐下，则必心烦而惊，水浆不入，下痢不止。变此恶候，命多凶也。义详合病并病篇。

（16）三阴受病传经欲愈脉证：伤寒三日二阳尽，热微烦躁入阴传，其人能食而不呕，脉小尿清为不传。

注：伤寒三日，三阳受邪为尽，三阴当受邪，其人身热虽微，而烦躁者，谓邪去阳入阴不解也。若其人反能食而不呕，脉静小，小便清，谓邪未入于阴为不传，欲自愈也。

（17）太阴阴邪脉证：太阴阴邪沉迟脉，吐食腹满有时疼，手足自温痢不渴，理中汤主悸加苓，腹满去术加附子，吐多去术加姜生，虽吐下多还用术，渴欲得水倍术宁，欲作奔豚术易桂，干姜寒倍参腹痛。

注：太阴阴邪，谓邪从阴化之寒证也。脉沉迟，太阴阴邪脉也。吐食，腹满时痛，太阴里寒证也。手足自温，邪入阴也。自痢不渴，脏无热也，宜理中汤主之。若心下悸，加茯苓。腹满，去术加附子。吐多，去术加生姜。唯吐若下痢多，还用白术。若渴欲得饮水，仍倍加术。若脐下欲作奔豚，去术易桂。中寒倍加干姜。腹痛倍加人参。详太阴篇。

（18）太阴阳邪脉证：阳邪嗌干腹满痛，误下时痛大实痛，大承桂枝加芍大，脉弱芍大当审行。

注：阳邪，谓太阴邪从阳化之热证也。嗌干，谓咽干太阴热也。腹满痛，太阴有余证也。误下，谓误下邪陷太阴当分轻重也。时痛，谓腹有时痛，有时不痛，宜桂枝加芍药汤和之。大实痛，谓腹大满痛，无时不痛，宜桂枝加

大黄汤下之。兼阳明胃实，以大承气汤下之。若脉弱即当行大黄芍药，宜斟酌减之，以其人胃气弱易动也。详太阴篇。

（19）太阴阳明表里同病：腹满时减复如故，此是寒虚气上从，腹满不减不大便，转属阳明乃可攻。

注：腹满时减，减复如故，谓腹时满时不满，而减复如常，此为太阴寒邪寒虚之气上逆之满，乃可温之证也，宜厚朴生姜甘草半夏人参汤。腹满不减，谓常常而满，终日不减，或不大便，此为转属阳明实热内壅之满，乃可攻之证也，宜大承气汤。详太阴篇。

（20）少阴阴邪寒脉证：少阴阴邪脉沉细，背寒欲寐口中和，咽痛腹痛骨节痛，厥痢清谷四逆瘥。

注：少阴阴邪，谓邪从阴化之寒证也。脉沉细，少阴阴邪之脉也。

背寒，谓背恶寒，阳气虚也。欲寐，谓但欲寐，阴气盛也。口中和，口中不干燥也。咽痛腹痛，下痢清谷，寒盛于中也。骨节疼痛，四肢厥冷，寒淫于外也，宜四逆汤，温中散寒也。详少阴篇。

（21）少阴阳邪热脉证：少阴阳邪沉细数，口燥咽干大承汤，少阴心烦不得卧，黄连阿胶是主方。

注：阳邪，谓少阴邪从阳化之热证也。少阴病但欲寐，阴邪则脉沉细无力，阳邪则脉加数而有力矣。始病即口燥咽干，水不上升，热之甚也。宜大承气汤急下之，泻阳救阴也。少阴病但欲寐，二三日已上变生心烦不得眠，是阳邪乘阴，阴不能静也，宜黄连阿胶汤，清阳益阴也。详少阴篇。

（22）少阴太阳表里同病：少阴脉沉反发热，麻黄附子细辛汤，若二三日无里证，减辛加草用之良。

注：少阴病脉沉，为阴寒之证，当无热，今反发热，是兼有太阳表也。宜麻黄附子细辛汤，急温而散之。若二三日热仍不解，亦无里寒吐痢之证，去细辛易甘草，缓温而和之。详少阴篇。厥阴篇。

（23）厥阴阴邪寒脉证：厥阴阴邪微细厥，肤冷脏厥躁难安，囊缩舌短胎滑黑，四逆当归四逆先，少满痛厥姜萸入，蛔厥静而复时烦，得食而呕蛔闻臭，烦因蛔动乌梅圆。

注：厥阴阴邪，谓邪从阴化之寒证也。微细，厥阴阴邪脉也。厥，谓四肢厥冷也。肤冷，谓肌肤冷也。脏厥，谓寒阴脏厥也。躁难安，谓烦躁无有安时也。囊缩，谓外肾为寒收引缩入腹也，妇人则乳缩阴收也。舌短，谓舌缩短也。胎滑黑，谓舌胎不干而色黑也。四逆，谓四逆汤也。当归四逆，谓当归四逆汤也。先者，谓先服当归四逆汤也。

少满痛，谓少腹满按之痛心也。厥，谓厥冷也。姜萸入，谓当归四逆汤加入吴茱萸、生姜也。蛔厥，谓厥而吐蛔也。静而复时烦，谓烦时止时烦也。得食而呕蛔闻臭，谓呕因蛔闻食臭而始呕也。烦因蛔动，谓烦因蛔动而始烦也。乌梅圆蛔厥，谓宜用乌梅丸也。详厥阴篇。

（24）厥阴阳邪热脉证：阳邪热厥厥而热，消渴热气撞心疼，烦满囊缩舌焦卷，便硬尚任大承攻，四逆不分四逆散，咳加姜味下痢同，悸加桂枝腹痛附，下重薤白秘尿苓。

注：阳邪，谓厥阴邪从阳化之热证也。厥，谓手足寒也。厥而复热，热而复厥，是为热厥。厥微热微，厥深热深也。消渴，谓饮水多而小便少也。热气上撞心痛，是火挟木邪而逆也。烦满，谓少腹烦满也。

囊缩，谓外肾为热灼，筋缩入腹也。舌焦卷，谓舌胎干焦而卷也。便硬，谓大便硬，尚可任攻，宜大承气汤。四逆，谓四肢厥冷也。不分，谓寒热之厥，疑似不分也，宜四逆散，疏达厥阴。其厥不回，再审寒热可也。或咳加生姜、五味子。下痢亦加，故曰同也。心下悸加桂枝。

腹痛加附子。泻痢下重加薤白。秘尿不利加茯苓。详少阴厥阴篇。

（25）少阴厥阴外热里寒脉证：少阴里寒外热证，面赤身反不恶寒，厥痢清谷脉微绝，通脉四逆主之先，痢止参加脉不出，葱入面色赤炎炎，腹痛加芍咽桔梗，呕加圣药用姜鲜。

注：少阴里寒外热之证，面赤不恶寒，格阳外热也。四肢厥冷，下痢清谷，脉微欲绝，阴极里寒也，宜通脉四逆汤主之。服四逆汤下痢止，脉仍不出加人参，面色赤者加葱，腹痛加芍药，咽痛加桔梗，呕加生姜。详少阴篇。

（26）两感：一日太阳少阴病，头痛口干渴而烦。二日阳明太阴病，满不欲食身热谵。三日少阳厥阴病，耳聋囊缩厥逆寒，水浆不入神昏冒，六日气尽命难全。

注：两感者，脏腑表里同病也。一日，头痛、太阳也；口干烦渴，少阴也。二日，身热谵语，阳明也；腹满不欲食，太阴也。三日，耳聋，少阳也；囊缩而厥，厥阴也。传经之邪其为病也渐，两感之邪其为病也速。盖因阳邪酷烈，正不能御，所以三日后水浆不入，六腑之气欲绝，昏不知人，五脏之神已败，而不即死者，赖有胃气未尽耳，故又三日其气乃尽而死。张洁古制大羌活汤，以羌、独、芩、连辈，辛甘以散太阳之表，苦寒以清少阴之热，施之于表里不急者，固为得法也。若夫一日则头痛口干烦渴，二日则身热谵语腹满不欲食，三日则耳聋囊缩而厥，水浆不入，昏不知人，传变如此迅速，恐用大羌活汤平缓之剂，反失机宜，当遵仲景治有先后之说，审其表里孰急，随证治之，犹或可活。故于此证初病，一日表里俱热者，根据少阴病得之二、三日，口燥咽干之法，用大承气汤重剂以泻阳邪之烈；表里俱寒者，根据少阴病始得之，反发热脉沉之法，用麻黄附子细辛汤，以解阴邪之急。二日表里俱实者，根据阳明病谵语有潮热，腹满时减，减不足言之法，用大承气汤攻之；表里虚者，根据三阳合病，腹满身重，面垢谵语之法，用大剂白虎加人参汤清之。三日表里热者，根据厥深热亦深之法，用大承气汤下之；表里寒者，根据脉微欲绝手足厥寒之法，用当归四逆加吴茱萸生姜汤温之。缓则不及事矣，其间颇有得生者，后之学者其留意焉。

（27）汗下失宜致变坏证：太阳三日已发汗，若吐若下若温针，不解致逆成坏证，观其脉证犯何经，难辨阴阳六经证，重困垂危莫可凭，唯用独参煎冷服，鼻上津津有汗生。

注：太阳病三日，已发汗不解，若吐，若下，若温针，苟或相当即成解证。如其不当，不但病不解，或因而致逆变成坏证，当观其脉证，知犯何经之逆。如汗后亡阳，渴躁谵语，下后寒中，结胸痞硬，吐后内烦腹满，温针后黄、衄、惊、狂之类，随证治之可也。甚或脉微欲绝，神昏不能言，循衣摸床，叉手冒心等，重因垂危，难辨阴阳，六经莫可凭之证，此时此际，唯用人参煎汤，徐徐冷服，以待其机。倘得鼻上津津有汗，则为可生之兆也。

（28）表证：表证宜汗太阳经，无汗发热恶寒风，头项强痛身体痛，若出自汗表虚明。

注：表证，谓寒邪在表，无汗发热，恶寒恶风，头项强痛，身体痛也。太阳经主表，故曰表证。有是证无汗者，皆属表实。虽有是证，若自汗出者，皆属表虚，未可轻汗，即有风邪，只宜桂枝汤解肌可也。

表实无汗，重者麻黄汤主之。轻者麻桂各半汤主之。时有汗时无汗者，桂枝二麻黄一汤主之。表实躁热甚者，三黄石膏汤主之；微者，大青龙汤主之，不躁有热者，桂枝二越婢一汤主之。以上表证，不必悉具，亦不论日之多寡，但见有头痛恶寒一二证，即为表未罢，虽有里证，当先解表。表解已，乃可攻之，临证者不可不详辨也。详太阳篇。

（29）里证：里证宜下不大便，恶热潮热汗蒸蒸，燥干谵语满硬痛，便溏为虚不可攻。

注：里证，谓热邪内结，不大便，恶热潮热，自汗蒸蒸，口燥舌干谵语，腹满硬痛也。阳明腑主里，故曰里证。里实者，有脾约，有胃实，有大便难，三者均为可下之证，然不无轻重之别。三承气汤、脾约丸，量其可者而与之，庶乎无过也。若便溏为里虚，即有是证不可攻也。论中有急下数证，不待便实而下之者，是下其热也，非下其结也。义详阳明少阴篇。

（30）阳证：阳证身轻气高热，目睛了了面唇红，热烦口燥舌干渴，指甲红兮小便同。

注：阳证，谓阳热之证也。不论三阴、三阳，凡见是证者，均为阳热有余也。阳主动，故身轻也。阳气盛，故气高而喘也。阳主热，故口鼻气热也。阳主寤，故目睛了了而不眠也。目睛不了了，亦有热极蒙眬似不了了，然必目赤多眵，非若阴证之不了了而神短无光也。阳气热，故身热，面唇红，指甲红也。阳热入里，故心烦，口燥，舌干而渴，小便红也。表实者，三黄石膏汤发之。里实者，三承气汤下之。

表里不实而热盛者，白虎解毒等汤清之可也。详三阳篇。

（31）阴证：阴证身重息短冷，目不了了色不红，无热欲卧厥吐痢，小便白兮爪甲青。

注：阴证，谓阴寒之证也。不论三阴、三阳，凡见是证者，均为阴寒不

足也。阴主静，故身重也。阴主寐，故目不了了但欲卧也。阳气虚寒，故息短口鼻气冷也。阴淫于外，故面无红色，四肢厥冷爪甲青也。阴邪入内，故呕吐，下痢清谷，小便清白也。以上皆三阴寒证，临证者以附子、四逆、理中、吴茱萸等汤，择其宜而与之可也。详三阴篇。

（32）阳盛格阴：阳盛格阴身肢厥，恶热烦渴大便难，沉滑爪赤小便赤，汗下清宜阴自完。

注：经曰：阳气太盛，阴气不得相营也。不相营者，不相入也。既不相入，则格阴于外，故曰阳盛格阴也。其外证虽身肢厥冷，颇似阴寒，而内则烦渴，大便难，小便赤，恶热不欲近衣，爪甲赤，脉沉滑，一派阳实热证。汗下清三法得宜，则阳得以消，阴得以完全也。表实无汗，三黄石膏汤。里实不便，三承气汤。热盛无表里证，宜解毒白虎汤。

集注：刘完素曰：蓄热内甚，脉须疾数，以其极热蓄甚而脉道不利，反致脉沉细欲绝，俗未明造化之理，反谓传为寒极阴毒者。或始得之，阳热暴甚，而便有此证候者；或两感热甚者，通宜解毒加大承气汤下之。后热稍退而未愈者，黄连解毒汤调之。或微热未除者，凉膈散调之。或失下热极，以致身冷脉微而昏冒将死，若急下之，则残阴暴绝必死，盖阳后竭而然也。不下亦死，宜凉膈散或黄连解毒汤，养阴退阳，积热渐以消散，则心胸再暖而脉渐以生也。

（33）阴盛格阳：阴盛格阳色浅赤，发热不渴厥而烦，下痢尿清爪青白，浮微通脉复阳还。

注：经曰：阴气太盛，阳气不得相营也。不相营者，不相入也。既不相入，则格阳于外，故曰阴盛格阳也。色浅赤，谓面色见浮浅之红赤色也。其外证面赤发热而烦，颇类阳热，其内则不渴，下痢清谷，小便清白，爪甲青白，四肢厥冷，脉浮微欲绝，一派阴寒虚证。宜通脉四逆汤冷服之，从其阴而复其阳也。痢止脉不出，加倍人参。下痢无脉，宜白通加猪胆汁人尿汤。厥烦欲死，宜吴茱萸汤。

（34）阳毒：阳毒热极失汗下，舌卷焦黑鼻煤烟，昏噤发狂如见鬼，咽痛唾血赤云斑。六七日前尚可治，表里俱实黑奴丸，热盛解毒里实下，表实三黄石膏煎。

注：阳毒，谓阳热至极之证也。失汗下，谓应汗不汗，应下不下，失其汗下之时也。热毒炎炎不已，故舌卷焦黑，鼻内生煤烟也。热毒内攻乘心，故神昏噤栗，发狂如见鬼神，咽疼唾血也。热毒外薄肌肤，故发赤色如锦云之斑也。六七日前，谓日浅毒未深入，故尚可治。

表里俱实，谓有是证，无汗不大便者，宜黑奴丸两解之。无表里实证热盛者，宜黄连解毒汤，兼燥渴者，合白虎汤清之。里实不便者，宜解毒承气汤下之。表实无汗者，宜三黄石膏汤发之。

（35）阴毒：阴毒寒极色青黑，咽痛通身厥冷寒，重强身疼如被杖，腹中纹痛若石坚，或呕或痢或烦躁，或出冷汗温补先，无汗还阳退阴汗，急灸气海及关元。

注：阴毒，谓阴寒至极之证也。血脉受阴毒邪，故面色青黑也。阴毒内攻于里，故咽痛腹中绞痛也。阴毒外攻于表，故厥冷通身，重强疼痛如被杖也，独阴无阳不化，故阴凝腹若石之坚硬也。或呕吐、或下痢、或烦躁、或冷汗出，皆阳虚不足或有之证，均以温补为先，宜四逆汤倍加人参。若有是证，其人无汗，宜还阳散，退阴散，温而汗之，使寒毒散而阳伸也。凡遇此证，俱宜急灸气海，关元二、三百壮，随服药饵，未有不生者也。

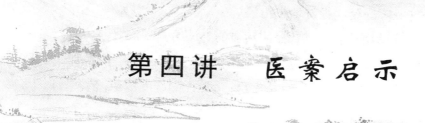

第四讲 医案启示

　　以下医案是作者运用中医中药治疗疾病的部分病案，广泛地涉猎内科、外科、妇科、儿科、骨科、外感病、内伤病、杂病等，并取得了很好的效果。"事实胜于雄辩"，大量的事实证明：使用国之瑰宝——岐黄医术，给老百姓看病，既省钱又治病，省时、省力、省钱、安全高效，更大的意义是能够有效地解决当今社会看病难、看病贵的问题。

 逐瘀汤系列之咽干咽痛咽部异物

　　2014年3月27日，张女士转来我处诊病，自诉咽干、咽痛、咽部异物两年多了，现在每天都不敢多说话，尤其是稍大点儿声说话，嗓子、咽腭弓及舌根处就刺辣着痛，而自己偏偏又是干营销的，这就给工作和日常生活带来诸多不便，所以也就迫切需要赶紧把病治好。

　　刻诊：脉沉细涩，舌下青紫，咽腭弓咽后壁布满网状血丝，口干口渴；细询得知：经常生闷气、吵架、斗嘴……

　　涩脉主气滞、血瘀、津亏。朱进忠前辈经验：沉则气郁。结合咽部瘀血的表现和患者的性情，病因病机一目了然——患者肝郁日久化火耗伤肺胃阴津，咽喉为肺胃之门户，加上气滞血瘀，就会凝滞咽喉出现病变。

　　临床诊病只有找到问题的症结所在，把每个患者的病理搞清了才能有的放矢——理→法→方→药，很好地去治病。

所以接下来我就用疏肝理气、滋阴活血的方法给患者治病。药用：柴胡、枳壳、白芍、甘草疏肝理气；玄参利咽解毒，配大剂生地滋养阴津；桃仁、红花、赤芍、当归活血化瘀；柴胡、枳壳升降气机；再加点咽部专用药：桔梗、射干、冬凌草，增强疗效；其实也就是王清任的会厌逐瘀汤加减而已。

处方：生地黄 30 克，玄参 30 克，桃仁 10 克，红花 10 克，赤芍 10 克，当归 15 克，柴胡 15 克，白芍 10 克，枳壳 15 克，桔梗 12 克，射干 12 克，冬凌草 30 克，甘草 10 克。4 剂大效。

逐瘀汤系列之腹部暗影

惠某，男，63 岁，肠梗阻手术后十年来，10 厘米左右的手术切口一直没什么大碍，2013 年年底突发疼痛，局部硬结僵硬，在当地卫生所输液消炎后基本缓解，然此后却隔三岔五地复发且越来越重。

2014 年 2 月 6 日因攀高取物不慎，牵拉手术切口导致剧痛，几天后刀口瘢痕区像塞个玉米棒子硬胀，局部皮肤用手轻抚即痛，伸腰弯腰之活动受限。输几天液后病情发展，感到瘢痕周围的皮肤和腹部肌肉像分离了一般，里边如有物隔，稍事活动撕裂感难忍。急到医院 B 超显示：腹部手术切口瘢痕下有暗影。怀疑：积液？脓液？外科医生建议手术治疗。

患者不愿手术，转来我处中医治疗。

考虑手术也属于人为的外伤，局部经络受损在所难免，本来气机不通畅加之劳作不慎（长年在建筑工地帮小工），牵、拉、揉、挫，导致局部肿胀，气滞血瘀，不通则痛。

拟：理气活血通络止痛。

处方：桃仁 10 克，牡丹皮 10 克，赤芍 10 克，乌药 10 克，延胡索 12 克，甘草 6 克，当归 15 克，川芎 12 克，五灵脂 10 克，红花 10 克，枳壳 15 克，香附 10 克，白芍 30 克。药进 15 剂后腹部暗影消失殆尽，刀口处一点也不痛了，患者很满意。

此乃先贤王清任之膈下逐瘀汤加大剂量白芍而成。膈下瘀阻气滞，形成痞块，痛处不移，方中当归养血，川芎、赤芍、牡丹皮活血，使瘀血祛而不伤阴血；桃仁、红花、五灵脂破血逐瘀，以消积块；香附、乌药、枳壳、延胡索行气止痛；全方气药血药同用，气行则血行，更好地发挥活血逐瘀、破癥消结之力，白芍是仲景先师治疗腹部疼痛的要药，在这里配合甘草，可以更好地缓解腹部肌肉之拘挛疼痛。诸药标本兼治故收佳效！

 ## 逐瘀汤系列之可怕的梦魇

梦魇是一种什么病呢？它通常会在深夜里像个幽灵一样，突然压伏在你的胸前，使你动弹不得。当你突然惊醒时，虽然神志清晰，但是灵魂受控，四肢肌肉不听使唤，伴随着呼吸困难胸部憋闷，有一种濒死的、灵魂出窍般的、头好像不是长在自己身上的、飘飘悠悠的、惊恐万分的感觉。（笔者曾亲身经历过，在此如实描述）。

现代医学认为："梦魇症是指睡梦中惊叫或幻觉有重物压身，不能举动，欲呼不出，恐惧万分，胸闷如窒息状，是一种常见临床症状。其发生与体质虚弱、疲劳过度、贫血、血压偏低以及抑郁、生气、发怒等情志因素有关。梦魇也可以说是一种正常的心理现象，和鬼怪是无关的，它通常在压力比较大、过度疲累、作息不正常、失眠、焦虑的情形下比较容易发生。科学表明梦魇是人睡眠时发生一过性脑缺血引起的，人白天发生一过性脑缺血时，会产生很可怕的眩晕、心悸、胸部压迫感、眼发黑、耳鸣和各种神经功能障碍的症状。"

笔者好友吴某，2014年春节过后频发梦魇，在当地更医数人怎么也治不好，吓得晚上都不敢睡觉，无奈只好长途跋涉找余诊治，见面就诉说：怎么怎么的难受，特别是这几天晚上胸中憋闷，如有重物压迫……听到这里我说打住，不要再说了，我知道是怎么回事了。这不是王清任先生"血府逐瘀汤——胸任重物和胸不任物"证吗？

随口吟之：

> 血府当归生地桃，红花桔甘赤芍熬，
>
> 柴胡芎枳加牛膝，活血化瘀功效高。

并书：当归 10 克，生地黄 10 克，桃仁 10 克，红花 8 克，桔梗 8 克，甘草 6 克，赤芍 10 克，柴胡 12 克，川芎 6 克，枳壳 12 克，牛膝 8 克。

> 当归有假不可不识，桃仁掺假不能不察，
>
> 红花造假细心来辨，柴胡太差功效难达！

很多很多……一言难尽啊！

精选上等高价药材，三剂而安，六剂病除。

其实这个病经过综合考虑，不是那么简单就能辨证好的。朋友家境苦寒白手起家工作收入不高，上有老下有小，老的有病要看病，小的喝奶要花钱，再加上高房价高物价，几座大山压得他这个 80 后没了活路，呵呵，有点抑郁了，好多次都不想活了。俗话说过年过的是钱，这次春节够他呛的，所以春节刚过就得了个梦魇病。

故辨为气滞血瘀、阴血不足、心脉失养证。药用：柴胡、枳壳、赤芍、甘草疏肝理气；桃仁、红花活血化瘀，配合四物汤之养阴补血祛邪而不伤正气；桔梗引药上行使药达病所；牛膝催瘀下去使邪有出路。

诸药相合不就是一个活脱脱的血府逐瘀汤吗。

百川千仞老师书中鼻炎方的用后效果

2014 年 5 月 2 日，一老朋友之妻找我诊病，自诉：3 月底感冒后，遗留鼻塞，鼻流浊涕时而发黄，在当地吃 10 天西药没效，又找个老中医吃些

中药也没治愈，不得不舍近求远找我治疗。

刻诊：口苦咽干，头部两侧蒙痛，食欲不好，一早一晚见凉气后鼻塞加重，微恶风，舌淡苔白，脉浮缓。

诊断：太阳少阳并病，兼风寒郁久化热。

药用：小柴胡汤和解少阳，桂枝汤调和营卫，加苍耳、辛夷通利鼻窍，大青叶、板蓝根、连翘清热解毒。

处方：柴胡 15 克，半夏 10 克，党参 10 克，炙甘草 10 克，黄芩 12 克，桂枝 10 克，白芍 10 克，苍耳 15 克，辛夷 15 克，大青叶 15 克，板蓝根 15 克，连翘 15 克，生姜 10 克，大枣 5 枚，5 剂。

2014 年 5 月 7 日复诊：嘴不苦了，头不蒙不痛了，鼻涕也少多了，一早一晚也不怕见凉气了，全身症状基本上好了，但是还有些鼻塞、流鼻涕，局部症状没有好利索。

考虑鼻病久之往往发展成鼻渊，应改弦易辙按鼻渊治疗。

好友田丰辉老师，给我寄了一本他所编著的《医方拾遗》，我放在案头喜爱有加，经常浏览。记得书中有一个治疗鼻渊的方子，治验颇多疗效不错，何不拿来一用。

方子：苍耳 15 克，辛夷 12 克，白芷 10 克，薄荷 10 克，金银花 20 克，连翘 20 克，黄芩 10 克，麻黄 8 克，桔梗 10 克，另加焦三仙各 15 克，5 剂。

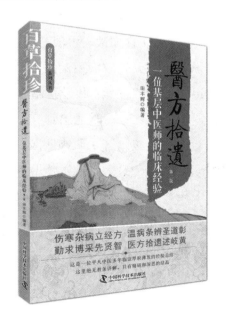

方解：风寒入脑，郁久化热，宜清凉开上宣郁。苍耳子散通利鼻窍，麻黄、桔梗宣肺排脓，金银花、连翘、黄芩清泻肺火。

患者吃了第一剂药，就感到效果非常好，尽剂而愈。

风马牛不相及的医案

"风马牛不相及"这个典故出于先秦左丘明《左传·僖公四年》："君处北海，寡人处南海，唯是风马牛不相及也。"解释：风：走失；及：到。本指齐楚相去很远，即使马牛走失，也不会跑到对方境内。

风马牛不相及比喻事物彼此毫不相干。

下面这个医案就是这个样子。肾着汤本来是用于治疗身重腰下冷痛、腰重如带五千钱、饮食如故、口不渴、小便自利、舌淡苔白、脉沉迟或沉缓的，我却用来给患者治疗久治不愈的失眠，并且收到了非常好的效果。

吴某，男，35岁，患失眠证好长时间了，晚上入睡困难，睡着后又胡梦连篇似睡不睡，有时后半夜突然醒后辗转反侧难以入睡，好不苦恼！

他这个失眠治疗了很长一段时间，就是不见好转，2014年春节回老家碰见后，请我给他治疗。

诊见：饮食如故、舌淡苔白、舌体胖大，脉沉缓，余无所苦，怎样为治？我说多年不见先叙旧后治病。聊了一段时间后我得知，患者还有一些自我感觉不太明显的症状：肚子喜温喜按，一见凉气就感到不舒服，吃生冷食品后大便溏，并且时不时地感到身上困困的不解乏。

脾主大腹，脾主肌肉四肢，脾能运化水湿，脾能升清降浊，患者的腹部怕凉、便溏、身上困、舌体胖大，是脾阳虚水湿不化造成的，那么用甘草顾护中焦、干姜温阳散寒、白术茯苓健脾化湿，就能很好地解决这些症状。

天上有个太阳，它就像我们的心火一样照耀着大地，地下有水，就像人体的肾水滋养着万物，天、水之间的这个地就是中央戊己土，五行脾属土，所以这个地就相当于人体的脾，假若地有病了变得密不透风，那么太阳的热量就不能透过地表温煦下边的水，地下的水也就不能够向上蒸腾变成雨露制约太阳之火，换而言之这种现象就是心肾不交了。由于脾病的影响，心中之阳不能下降至肾温养肾阳，肾中之阴不能上升至心涵养心阴，阳不能入阴、阴不能潜阳，到了晚上就会失眠，所以调理好患者的脾胃也就治好了患者的失眠。

处方：甘草 20 克，干姜 10 克打碎，白术 10 克，茯苓 20 克。干姜和甘草的比例是 1 ∶ 2，白术和茯苓的比例同样也是 1 ∶ 2。这个比例是很重要的，甘草的量大于干姜可以伏火不至于虚火上炎，白术吸水后茯苓利水、茯苓的量大于白术就不会出现小马拉大车拉不动的现象，效果就会更好。

这个病例还是个一箭双雕的病案。这个患者每隔一段时间，脸上就会出一些小红疙瘩，不管它就会变大，又肿又硬的还有些痛，很不雅观。为求速效，患者每次发作就吃大剂量的抗生素和下火药，往往需要几天才能下去，效果很慢，有时下不去还得输几天液，而这次服了我的中药后仅仅 2 天小红疙瘩就消失了。分析可能是大剂量甘草清热解毒，干姜辛温发散，促进血液循环加快新陈代谢以及白术茯苓消肿的作用。

 近期速效病案一

郭某，女，48 岁，病 6 月余，现症：口苦咽干、心烦心焦喜呕、胸部满闷、胃灼热、后背痛、食欲极差、食之无味、餐餐勉强吃，大便溏，颜色发青，日 3~4 次，舌尖红，脉弦。另外家庭琐事繁多，心情不畅。

综合脉证辨为：胆胃不和；肝木乘土。

药用：小柴胡汤和解少阳清胆和胃，四逆散疏肝解郁，焦栀子清心祛烦，香附、郁金、延胡索、海螵蛸行气止痛、制酸保护胃黏膜。

处方：柴胡 15 克，半夏 10 克，党参 10 克，甘草 6 克，黄芩 10 克，生姜 8 克，焦栀子 10 克，海螵蛸 15 克，延胡索 12 克，白芍 12 克，枳壳 12 克，香附 10 克，郁金 10 克。

1 剂药下肚即不下利，大便转黄呈条状，诸证大轻，3 剂后基本痊愈，继服 3 剂巩固治疗。

近期速效病案二

患者刘某，女，64岁，既往史：糖尿病、高血压；现病史：糜烂性出血性胃炎，因血糖、血压控制不好，频繁地换药或者增加药量等未见好转。

一日路过我的诊室，前来咨询说："我吃了奥美拉唑（洛赛克）、丽珠得乐、斯达舒等那么多新特药，怎么治不好呢？"我说："痛了止痛、酸了止酸，比如像头痛，能引起头痛的原因很多，感冒、高血压、脑出血、脑瘤、脑血管痉挛、脑震荡、脑炎皆能导致头痛，多数采取止痛治疗。假若你的胃病与肝胆有关、与肾有关、与脾有关、与情志有关，不去治疗它们，只单一地去治疗胃是不行的。肝、心、脾、肺、肾对应木、火、土、金、水，五行相生相克，生生不息。说通俗易懂点儿，你做饭同样离不开金、木、水、火、土，锅（金）坏了，没水（水）了，柴（木）烧完了，火（火）太小了。没有煤炉没有灶台（土），看你怎么做饭，能把饭做好吗？要知道这五行是互相制约相辅相成的，少一样都不行！所以就需要用中医中药来调理人体阴阳之平衡，五脏六腑功能相互协调。"

患者一下子明白过来了，请求我用中药给她全面治疗。

刻诊：脉沉弱，舌质极淡舌苔极白，胃口不好，胃底部不定时的闷痛，心情一不好就胃痛伴腹泻，大便稀溏每日3～4次，每晚12点后至天明就口苦咽干。

半夜子时以后开始发病与肝胆密切相关，心情不好时胃痛腹泻是肝木乘土的表现，刘渡舟前辈经验：口苦、便溏是胆热脾寒，柴胡桂枝干姜汤主之。刘老善用柴胡桂枝干姜汤治疗糖尿病、肝炎、结肠炎，疗效显著。

药用柴胡桂枝干姜汤清胆热温脾寒，加小茴香、延胡索、白芍、郁金、枳壳理气止痛；加海螵蛸、血余炭收湿敛疮、止血生肌；加白扁豆、丹参补脾止泻养血通络。

处方：柴胡15克，黄芩10克，桂枝6克，干姜6克，牡蛎15克，天花粉6克，炙甘草10克，延胡索12克，小茴香10克，海螵蛸15克，白芍

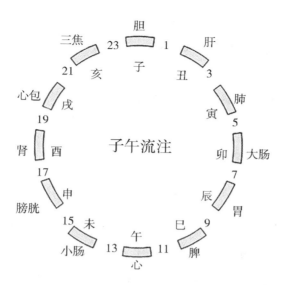

15 克，枳壳 15 克，血余炭 15 克，白扁豆 15 克，郁金 10 克，丹参 15 克。5 剂。

　　一剂知，五剂愈，嘱其将上方制丸巩固治疗，并不厌其烦代为加工。

　　告知 5 天后来取药，谁知制丸器出现故障，加上天公不作美连日下雨，耽误 1 个月之后才把丸药交到患者手上，这期间患者虽没吃药但是一切良好！

 近期速效病案三

　　患儿，两岁半，发热，西医给予退热药，几个小时候后又发热，接着输液 3 天，期间热了就吃退热药或者打退热针，渐渐发现退热药效果不那么好了，退热很艰难，体温也越来越高，只好转中医治疗。

　　一大医观察良久，发现患儿身上一会儿热一会儿凉的寒热往来，处小柴胡汤一剂，其病不见起色。

　　一大医见患儿虽大汗出但是高热不退，辨为津气两伤，开白虎加人参汤一剂，毫无寸功。

　　一大医说热退复来貌似温病，用银翘散加减一剂，无济于事。

127

后来请余前往，余察看患儿，舌质不红、舌苔不黄、咽部不红肿、浅表淋巴结无肿大、大便不干、小便不黄、口不渴唇不燥，故排除阳明病。详细询问家长得知：患儿每次服用退热药后就大汗淋漓，有时内衣都湿透了。不免感叹，仲景先师早在一千多年前就告诫医者：服解表药后宜微似有汗者为佳，不可令如水流漓，否则病必不除。而现如今大多数医者治疗发热不究其本、不察其因，上来就用高效退热药，一汗再汗，徒伤人体正气！现在患儿稍事活动就自汗出，静止时还好些，其母亲把他抱在怀里立马身上就会出汗，虽然出汗但是热势不减。

发热汗出脉浮，知是外证未除，当用桂枝汤解表，调和营卫。有人可能要问，那么多很平和的解表方子你不用，为什么要用桂枝汤呢？

在我看来此病桂枝汤是不二方选，非桂枝汤不能担当大任，这就需要用我的"水龙头理论"来解释了。当风寒致病邪气侵袭人体后，因寒性收引凝滞，体表汗孔就会出现故障，正常情况下体表汗孔就像水龙头似的开合有度，维护着人体产热和散热之平衡，现在汗孔散热不好了，产热大于散热，机体就会发热。若汗孔紧闭就好比水龙头打不开了就会无水（无汗）发热，这时就需要用桂枝来温煦汗孔温阳散寒，修复水龙头，师傅（桂枝）把水龙头修好后就走人了，接下来就需要麻黄来打开水龙头把多余的热量散掉；若这个水龙头关不住了就会发热、汗出，同样必须用桂枝才能修复这个水龙头，修好后让白芍来关（敛）。

用西药退热药解表汗出热不退，你越给他退热他就越发热，最后退热药基本上没效了，这是怎么回事？这个用我们中医理论是很好解释的，《素问·生气通天论》"阴平阳秘，精神乃治"方可百病不生，"阴在内，阳之守也；阳在外，阴之使也"。患儿经过反复大汗后阳大虚，阳一虚则阳不摄阴，大量阴液外泄，阴津不守本位，造成旱涝不均。换句话说，就是阴液在外力的作用下去了不该去的地方，就像把守内城的兵派去守外围，导致阴液出于表则虚于里，体内相对就会阴虚阳亢而热盛。这就是越吃退热药越发热，汗出而热不退的根本原因所在。又因为卫阳出自肾阳，治疗也就需要用附子来温肾阳、固阳摄阴。

既然汗出伤了大量的阴液，那么这时滋阴退热可以吗？答案是否定的，因为这还是治标不治本。《伤寒论》第 20 条文："太阳病，发汗遂漏不止，其人恶风，小便难，四肢微急，难以屈伸者，桂枝加附子汤主之。"这个漏汗是很厉害的，你这边补他那边漏，补多少也是无用，所以只有把外在的致病原因解决了才能起到根治的效果。

　　处方：桂枝 3 克，白芍 3 克，炙甘草 3 克，黑附片 2 克，生姜 2 片，大枣 2 枚。

　　方子开出来后，同行和患儿家长都惊诧质疑：大热的天加之高热，你用桂枝附子这些大辛大热大毒的药，万一出了问题怎么办？

　　我说有是证用是药，但服无妨。

　　一剂速愈！

　　华夏中医论坛德高望重、善用经方的余泽运老师点评：发热汗出，用解表退热发汗，大出而热不退，此汗出伤阳，阳虚漏汗证，用桂枝加附子汤。方用得好！理说得清。

 ## 小柴胡汤治疗重症心梗后遗症

　　患者吴某，男，56 岁，于 2014 年 3 月中旬突发急性心肌梗死致昏厥住院治疗半月余，带药出院。但是，仍时常感到胸闷不舒，心下支结感明显，近期每天凌晨 1 点左右口苦咽干，白天寒热往来，两个鬓角微胀，食欲也不佳且不耐劳作，步行一公里的路程中间就得歇息几阵子，明显感到气不够使。脉弦滑。

　　考虑患者心梗是劳累加上感冒失治后诱发。《伤寒论》中"寒热往来，胸胁苦满，默默不欲饮食，心烦喜呕"称为小柴胡汤之"四大主证"，而《伤寒论》栀子豉汤主治：发汗吐下后，虚烦不眠，剧者反复颠倒。大下后身热不退，心下结痛，或痰在膈中。因为这个患者具备"寒热往来，胸胁苦满，默默不欲饮食及心中懊恼，心下结痛"的证候，所以用小柴胡汤和解少阳，用栀子豉汤宣畅胸中气机；再者患者脉现滑象，"滑脉为阳元气衰，痰生百病食生灾"，百病皆由痰作祟，痰盛瘀阻胸阳，所以再配瓜蒌薤白半夏汤行气解郁，通阳散结，祛痰宽胸；另佐当归丹参养血通脉。

处方：柴胡20克，旱半夏10克，沙参20克，甘草6克，黄芩12克，栀子10克，淡豆豉10克，瓜蒌15克，薤白10克，当归12克，丹参30克，生姜8克，大枣6枚。

六剂药后，患者心胸开朗、气力大增，口苦咽干皆除，感觉良好！

 一波三折治胃病

2013年11月4日，患者张女士找我看她多年的老胃病，只见她满脸愁云、长吁短叹，心情郁闷，经常生闷气，吃生冷辛辣后胃胀痛，吃得少饿得快，胃里嘈杂易打半截嗝儿。自云：家庭不和，经常郁闷，是其久治不愈的原因。

诊脉：左关弦、右关郁塞。辨为：肝郁脾虚证。

先进行心理疏导然后处逍遥散加减（患者只让抓2剂药），中间隔了十多天没有复诊，心思治疗失败，挫折感不免涌上心头。谁知2013年11月15日，患者来复诊了，诉上次服药后病情明显好转，这期间娘家妈生病了，在医院伺候了十多天，所以没能及时复诊。

再诊：口苦咽干、口渴喜饮、反酸，左胁下痞闷。

断为：少阳证。《伤寒论》小柴胡汤加减法云：若渴者去半夏加天花粉（因有反酸打嗝故没去半夏），若胁下痞硬去大枣加牡蛎。

拟用小柴胡汤疏肝利胆解郁安神，加枳壳、白术、海螵蛸健脾养胃。

处方：柴胡24克，旱半夏10克，党参10克，甘草6克，黄芩12克，牡蛎15克，天花粉10克，枳壳15克，白术10克，海螵蛸15克。5剂。

2013年11月20日复诊，说：胃里不顶不胀了，饭量增加了，也想吃饭了，左胁下也不痞满了，总的来说效果不错，但是美中不足的是口苦没有一点效果，很难受。

为什么口苦没效果呢？虽说病大部轻了，但是嘴苦本应该好转却没效果并且苦得厉害，这对我来说也是一个挫折。

暗自揣摩：该患者肝郁日久化火，肝胆之火熏蒸胆汁伴随胃气上逆，单用黄芩清肝利胆势单力薄难以奏效，应加龙胆草直折肝胆之火。再者肝胆相连，若气滞枢机不利，必然导致胆囊发炎引起胆囊壁毛糙硬化，从而使胆囊弹性降低，容积变小，正常情况下胆囊是储存胆汁的，只在人体需要的时候才随机释放，现在胆囊因容积变小而肝脏分泌胆汁的量没有改变，所以就会不断地出现"水满则溢"的现象，从而形成了胆汁反流性胃炎，因此应该加大牡蛎的用量，来软坚散结解决胆囊的问题。

处方：柴胡 24 克，半夏 10 克，党参 10 克，甘草 6 克，黄芩 12 克，天花粉 10 克，枳壳 15 克，白术 10 克，海螵蛸 15 克，牡蛎 30 克，龙胆草 6 克。5 剂。

2013 年 11 月 29 日复诊，患者不悦：上次胃病本来都好了，只是想解决口苦的问题，但是又吃了 5 剂药，口苦还是没有好。

患者的质问声不亚于当头棒，莫非诊断有误？莫非治病思路有所偏差？莫非用药不当？经过一系列的思想斗争，坚信自己的诊断和用药没问题，应该是病久、用药过少、药力还没充分发挥，药物还没有达病所而已！

上次药方原方继进 5 剂。

自此这个患者再也没露面，甚是挂念。2014 年 2 月 21 日，该患者引她的亲戚来看病，说："她的病吃完最后的 5 剂药彻底好了，一连说了好几个谢谢！"

华夏中医论坛樊正阳老师点评：再诊口苦咽干、口渴喜饮、反酸，左胁下痞闷；顶胀痞闷，本大柴胡汤证，何必用参去党参加枳实；口苦反酸，用左金，似乎更好。

自我反省：我当时考虑到这个病人久病体虚所以用了党参，医学是一种很严格的事情，临床诊断应该讲证据，"有是证用是方，观其脉证知犯何逆随证治之"，我这种凭空想象、臆测，必须改正。细研左金丸既清泻肝火又和胃降逆，还能制酸止痛止呕，对本证可谓是恰如其分，可我却用了龙胆草，虽然也治好了病，但是说明对药性的准确把握和应用还有所欠缺！

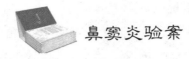

鼻窦炎验案

高三学生苗某，确诊为鼻窦炎治疗三个多月未果。于 2014 年 1 月 1 日来诊。

刻诊：鼻塞，鼻涕多，白色黏稠时而发黄；喜唾，坐在教室里把座位旁边吐湿一大片，食欲欠佳，淡红舌、薄白苔；脉滑实。

分析：脾为生痰之源，肺为储痰之器，肺开窍于鼻；木火刑金，胆火侵肺。故用苓桂术甘化痰饮；苍术二陈燥脾湿，配合枳术丸消食健脾、行气化湿，以治其本；麻黄、辛夷宣肺通窍，柴胡、黄芩、龙胆草清胆泻火；忍冬藤清热解毒、疏风通络。

处方：忍冬藤 30 克，辛夷花 10 克，麻黄 5 克，桂枝 5 克，柴胡 10 克，黄芩 10 克，龙胆草 3 克，枳壳 15 克，苍术 6 克，陈皮 10 克，茯苓 15 克，旱半夏 6 克，生姜 8 克，甘草 6 克。先予 3 剂以观其效。

2014 年 1 月 4 日复诊，证去大半，母子甚是欢喜。上方继进 6 剂，告愈。

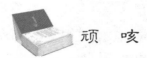

顽　咳

江苏常州青年男子，仁某某，来探亲，听亲戚所在小区的人们讲我治病效果不错，于 2012 年 12 月 29 日特来请我看病。他这个病每年上冬时节天气稍微转冷就会发作，困扰几年，到处治疗，效果不佳。

现症：每天早上咳嗽得重些，半晌出门，只要吸到凉气就会咳嗽好大一阵子，一天内咳嗽多次。还有一个特点是：闻煤气或液化气也会诱发咳嗽。因多天输液无效，径直说："我来您这里希望中医治疗。"

舌淡苔白滑，脉稍紧，微恶风寒，时常怕冷。"有一分恶寒就有一分表证"，故用麻黄、桂枝解表散寒；因遇凉气咳嗽所以用干姜、细辛、半夏温肺化饮；吸入刺激性气体诱发咳嗽，支气管有痉挛之嫌，故用芍药、甘草酸甘化阴，一则缓解气管之痉挛（蜀中大医江尔逊经验），二则预防温燥药伤阴。

久咳肺部形成局部炎症在所难免，市售中成药金荞麦胶囊对各种肺部感染效果很好并且能提高免疫力，故用中药饮片金荞麦配合鱼腥草、黄芩形成"角药"（名医朱良春经验），共奏清热解毒、抗炎抗过敏，扶正祛邪之功。

处方：麻黄 6 克，桂枝 8 克，干姜 6 克，细辛 4 克，半夏 8 克，白芍 12 克，甘草 10 克，金荞麦 30 克，鱼腥草 30 克，黄芩 10 克。5 剂。

药进 3 剂咳嗽大减，5 剂后基本治愈，至今随访无复发，自云："感觉良好。"

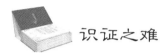

识证之难

姚某，女，59 岁，病两年余，起因家庭不称、婆媳不和，吵闹不休，致其怒、思、忧、悲，渐食不知味、脘腹胀满、形体日瘦。

多方诊治不效，近期转诊我处：脉左关弦右关郁塞，舌淡苔微腻挂黄，脘腹胀满食欲极差，大便 3 天或 5 天一次，便干，口苦。

辨为：肝脾两虚，肝郁化火证。

拟：疏肝健脾，清胆和胃，佐以通腑。

3 剂大效，继服 3 剂，基本治愈，但月余复发。

复诊：心下痞、打嗝，用半夏泻心汤加减，3 剂后胃口大开，惜饮食不节，很快加重，又折返过来找我治疗。

忽然想起好友说：体型瘦长、极瘦之人大多属于胃下垂体质，这类人极容易患胃下垂，临床上应当注意。

我对病人说，你可能有胃下垂，建议先做检查，再来开药。她说，我们前几天刚检查过肝胆脾胃都没什么问题。甚是不信，但是在我的一再劝说下还是去做了个钡剂，结果出来后是重度胃下垂，胃已经掉进盆腔里，压迫肠道致肠蠕动减弱排泄失司，消化功能降低，故出现一系列的胃肠道症状。

处方：陈皮 15 克，白术 20 克，黄芪 30 克，升麻 10 克，柴胡 10 克，甘草 10 克，党参 30 克，当归 15 克。6 剂。

药后：诸证皆失，患者像换了个人似的，自感已痊愈。自此病入坦途，又服月余，体重增长近十斤。

纳闷的是：患者最后转来时的脉象是滑实脉，也没气短乏力的现象，毫无虚象可言，脉证不符，然舍脉从证却获佳效。

还有一个小插曲：患者老伴颇知医，期间曾自行在上方即补中益气汤中加入茯苓一味药，疗效立马降低，减去茯苓后效果还是非常显著。

罗碧贵老师点评：学习了。好案！胃下垂临床所见甚多，其病机除了中气下陷外，还有中阳虚寒、肝胃不积食滞痰（气）郁、脾肾两虚兼气陷等类型，还有因食后立即负重努力而致胃下垂者、食入过饱而松腰带而成者、长期站立工作而致者。上述病机常相互转化、兼夹，不一定每个病例始终都只有中气下陷征象，甚至有的一直没有。此案可能为患者体质和劳碌因素先致中气不足而致胃下垂，继因所处家境导致情志不遂，肝胃不和，使脾胃升降失职，运化失司，进而形成食滞痰郁，为本虚标实之变，其本为中气下陷，标为食滞瘀郁痞满（胃下垂后胃已垂居小腹，其痞不在心下而在小腹)，故而脉象滑实，舍脉从本治而效。此为个人管见，仅供参考。此外，腹诊对胃下垂的确诊也是很准确的。方法：令患者仰卧，屈膝屈腿，露出腹部，松开腰带。望腹部呈舟状或较平坦，小腹略隆起。医者站于患者右侧，触按心窝致肚脐可触及明显腹中动脉搏动，与心搏相一致。重按有的患者可触及脊柱前嵴。脐周或脐下可触及胃或肠形。有这些征象便可确定为胃下垂，堪比钡剂胃肠 X 线片。

黄芪建中汤效验几则

伤寒大家陈慎吾陈老认为："伤寒全论 398 条，脉证千变，治法万殊，以一言蔽之：正气自疗，正气生于胃气，经云：'有胃气则生'，胃气能自疗其疾也。阴阳寒热虚实损益，无非保其胃气，使之自疗。"陈老曰："理解桂枝汤的核心为'桂枝本为解肌'。肌与脾相合，解肌即能理脾，脾为后天之本。营卫者，皆生于水谷，源于脾胃。营行脉中，则'和调于五脏，洒陈于六腑'；卫行脉外，'温分肉，充皮肤，肥腠理，司开合'，所以临床上常用桂枝汤滋阴和阳调理脾胃。"

受陈老师启发，用黄芪建中汤，通过调理后天脾胃来治疗疾病，收到了不错的效果，兹举几例，请大家指点。

案一：刘女士，面色萎黄、气短乏力、稍事劳作即气喘吁吁、食少纳差、胃脘痞闷、舌淡苔白、脉细弱；治疗年余不效，我用：黄芪 20 克，桂枝 10 克，白芍 15 克，炙甘草 10 克，生姜 10 克，大枣 6 枚，饴糖 30 克，当归 10 克，陈皮 10 克，白术 10 克。服一剂大轻，10 剂愈。

案二：王老汉，神色萎靡、少气懒言、全身极度疲乏、头晕心悸、自汗、食少腹胀、脉大。处方：黄芪 30 克，桂枝 6 克，白芍 15 克，炙甘草 10 克，生姜 10 克，大枣 6 枚，饴糖 30 克，黄精 20 克，神曲 20 克，炒麦芽 20 克。3 剂病去大半。

案三：吴某某，身体素虚、面黄肌瘦，种地颇多，2013 年秋，抢收忙种，劳累过度致心慌气短，食少便溏，神疲乏力丧失劳作，脉缓弱，治疗月余不效；《金匮要略》："虚劳里急诸不足"，陈老对"诸"字的理解是五脏皆虚，所以我用黄芪建中汤补益脾气调理五脏；处方：黄芪 20 克，桂枝 10 克，白芍 15 克，炙甘草 10 克，生姜 10 克，大枣 6 枚，饴糖 30 克，当归 10 克，陈皮 10 克，党参 10 克，炒白术 10 克，枳壳 10 克，茯苓 15 克，仙鹤草 30 克。3 剂中的，6 剂速愈。

案四：青年冀某，腹痛腹冷腹胀，诸医按胃病治疗 3 年无果，吾处：黄芪 20 克，桂枝 10 克，白芍 15 克，炙甘草 10 克，干姜 10 克，大枣 6 枚，饴糖 30 克，白术 10 克，枳实 15 克。10 剂药后顽疾除。

陈老师弟子验案：一妇人年六十余，早年因生育较多，素日有头晕痛、心悸、失眠、大便溏薄、冬月易受外感而咳嗽，今突然鼻衄，血出如注，虽经用压迫止血等法，随即口吐不止。来诊时，面色萎黄、四肢厥冷、心烦悸、舌体胖大，苔薄白水滑，脉沉弱。以黄芪建中汤补益脾气，摄血止衄，3 剂而愈。

《中国医学大辞典》云："小建中汤为甘温扶脾胃之法，从中宫着手，使之输送于脏腑百脉，忧虑其不足也，再加黄芪之大补元气者以厚其力，俾五劳七伤之虚损，皆由此以复原。"临床上治疗某些病时用黄芪建中汤明修栈道暗度陈仓，治此达彼，深有韵意也！

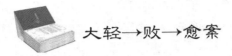

大轻→败→愈案

2013年6月15日，赵婶就诊。

吾诊之：脉沉迟，舌淡苔白，不思饮食，稍食即饱，大便干结2～3天1次；主证是令患者颇感烦恼的唾液，不停地吐，吐出物为稀白、透亮，涎样有时带沫，晚上尤甚，床头必须放一小盆儿接住。诱因：2012年患偏瘫以来长期吃寒凉药物导致。

断为：脾胃虚寒，寒湿困脾证，脾不能运化水湿，聚而成饮。

拟：燥湿健脾，温阳化饮。

药用：苍术、厚朴、泽泻苦温燥湿、利水渗湿；苓桂术甘温阳化饮；陈皮、枳壳、干姜理气温中散寒；益智温脾摄唾；建曲、麦芽助脾运化；大黄通便。

处方：茯苓15克，桂枝6克，甘草10克，苍术6克，厚朴10克，泽泻12克，陈皮10克，枳壳10克，干姜6克，益智12克，建曲30克，麦芽15克，大黄5克。3剂。

6月20日复诊：效果不错，吐基本控制住了，食欲大增，大便通利，美中不足的是胃里感到有点儿凉。

上方去泽泻、益智，加半夏增强燥湿温化的作用，3剂。

谁知只服1剂，病情复发，吐得厉害，知是大黄苦寒败胃惹的祸，急去大黄加干姜9克，吴茱萸6克。

6月23日三诊，病已愈。几个月来吃饭都不怎么样，这几天胃口大开，吃得多、睡得香。要求再抓3剂巩固治疗。

处方：茯苓15克，甘草8克，桂枝6克，苍术6克，厚朴10克，陈皮10克，半夏6克，干姜15克，吴茱萸6克，枳壳10克，建曲30克，麦芽15克。

头晕也可这样治

张某，女，患头晕年余，经治医生或按脑动脉硬化治疗、或按颈椎病治疗、或平肝息风、或对症治疗，先后吃了晕痛定胶囊、强力定眩片、清眩丸等，效果平平。

经病友介绍转来我处诊治：脉整体细弱、左关弦，舌质淡白、舌苔薄白，眼睑色素低；问诊得知：心情郁闷、烦躁、情志不畅、身倦乏力，产子颇多。

辨证为：气血亏虚、肾精不足，脑络失养证。

拟用：当归、黄芪补养气血，以解燃眉之急；脾胃为气血生化之源，当用白术、茯苓、炙甘草健脾固本；然患者有肝郁的表现，肝体阴而用阳，所以用何首乌、当归、白芍滋肝阴以配肝用，并少佐柴胡疏肝，从而解除乙木克己土之患；另患者多产，肾精亏虚，脑为髓之海而肾主骨生髓，故用：何首乌、生地黄、黄精大补肾精，以填脑海。

处方：当归 10 克，黄芪 15 克，柴胡 10 克，白芍 12 克，白术 10 克，茯苓 15 克，炙甘草 6 克，制何首乌 15 克，生地黄 15 克，黄精 15 克。3 剂。

疗效：1 剂知，2 剂轻，3 剂诸证皆失。

抓住主证来治病

廖某，2013 年 6 月 18 日找我诊病。刻诊：脉沉细、舌淡苔白、口苦咽干、头晕、胸闷憋气，近期左侧脸部麻木（有面神经麻痹病史），吃饭时加重，唇肌痉挛吃不成饭，同时伴随心口窝发紧。

分析：口苦、咽干、目眩、胸胁苦满、左侧面部（少阳经）这些症状是小柴胡汤的主治范围；面部麻木，《医门凿眼•面瘫不愈寻经方篇》："血痹……外证身体不仁，如风痹状，黄芪桂枝五物汤主之，'但臂不遂'和'但脸不遂'有共同之处，面部麻木也是身体不仁之一部分"，故用黄芪桂枝五物汤来解决；

137

另加当归、鸡血藤养血通络，防风祛风除湿止痉，防风得黄芪祛邪而不伤正，黄芪得防风固表而不恋邪。

处方：柴胡 10 克，半夏 8 克，党参 12 克，黄芩 10 克，甘草 6 克，黄芪 20 克，桂枝 10 克，白芍 10 克，白术 10 克，防风 10 克，当归 10 克，鸡血藤 30 克，生姜 10 克，大枣 6 枚。6 剂。

2013 年 6 月 24 日复诊，其病已去十之八九，上方继服巩固治疗。

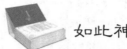

如此神效

鲁某，女，患胃病年余，2013 年 6 月 11 日下午转来我处，述患病以来如何如何的难受，到处求医，服用中药近百余剂，效果平平。

刻诊：脉整体上细缓无力、左关略弦，舌淡苔白微腻、头晕、身困乏力、不耐劳作、叹气、吊气、打嗝、心口窝痞闷、食欲欠佳、食不下饭。

详细地望闻问切，四诊合参后诸证渐渐明朗，胸有成竹，此病效必预期。

拟用：柴胡、枳壳、白芍、甘草疏肝解郁；陈皮、白术、黄芪、升麻、柴胡、党参培补中气；桂枝、白芍、饴糖、姜枣建中阳以恢复脾运；黄芪、当归即当归补血汤，滋养气血。

处方：桂枝 10 克，白芍 15 克，甘草 10 克，陈皮 12 克，白术 10 克，黄芪 20 克，升麻 6 克，柴胡 10 克，党参 10 克，当归 10 克，枳壳 15 克，饴糖 30 克，生姜 5 片，大枣 5 枚。6 剂。

疗效：6 月 17 日复诊，云：第 1 剂药服完，即精神极佳、体力大增、胃口大开、诸证皆失。惜饮食不加注意，稍有影响，故来巩固治疗。

快速治愈眼底出血

高某，女，69 岁，患糖尿病多年，由于家境贫寒，收入不高，断断续续的治疗病情控制不好，有了心慌心跳、头晕、视力下降、肢体刺痛、全身瘙痒等并发症。一日病情加重，急到某大医院检查，确诊为眼底出血，需手术治疗。手术费用大概两万元，因无钱治疗，故出院保守治疗。

2009 年 5 月 13 日转来我处，刻诊：情绪低落，唉声叹气，脉细弦，双目视物不清，眼前有一元硬币大小黑影障碍物。

处方：醋柴胡 12 克，枳壳 15 克，赤芍 15 克，甘草 10 克，党参 15 克，黄芪 15 克，当归 15 克，石决明 30 克，桔梗 12 克，牛膝 15 克，生地黄 15 克，桃仁 10 克，红花 6 克，川芎 10 克，上等真三七粉 3 克（冲服）。

方中：因患者气郁比较重，故用柴胡、枳壳、赤芍、甘草疏肝解郁；久病体虚，宜党参、黄芪、当归补益气血扶正祛邪；石决明平肝潜阳；桔梗载药上行直达病所；牛膝引瘀血下行；桃仁、红花、川芎活血化瘀；三七既止血又活血祛瘀生新；生地黄滋阴清热防活血药燥热伤血。

5 剂药后，患者视力恢复了很多，双目已能通路，走路不需要别人搀扶。继服 5 剂，视力恢复如初。

 ## 久治不愈的骨折后遗症

王某，男，65 岁，右手腕部尺骨骨折，在骨科专科接骨治疗后畸形（骨折恢复期的骨痂）愈合，患处肿痛、功能障碍、活动受限、右手不能拿稍微重一点的东西。患者吃了很多接骨化瘀的药，诸如伤科七味片、三七片、AD 胶丸等，贴了很多活血化瘀的膏药，病情不减，转求中医治疗。

吾虽不是专科专治，但却能辨证施治：此乃瘀阻经络、气血不通，药用黄芪、当归、丹参、鸡血藤益气补血活血，扶养正气为本；乳香、没药、泽兰、苏木通经活络、散瘀消肿；续断续骨疗伤；千年见、桑枝、桂枝引药直达患处。

处方：制乳香 10 克，制没药 10 克，全当归 15 克，丹参 20 克，鸡血藤 30 克，黄芪 20 克，续断 20 克，泽兰 10 克，桂枝 6 克，苏木 15 克，千年见 15 克，桑枝 15 克。

效果：2剂显轻、4剂大轻、6剂告愈，随访患者骨折处突起高大的畸形改善得非常好。

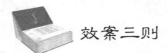 效案三则

血液既给我们送来身体赖以生存的氧和必需的各种营养物质，又帮我们运走二氧化碳和身体排泄的废物。当血虚时血液运载的营养物质只够主要脏腑应用，那么末梢肢体就会处于半饥饿状态，就会出现各种各样的状态反应。

吾由此悟出：当某些病运用许多治疗办法无效时想想血虚的问题。

（1）老年女患者，患糖尿病多年，双眼视力严重下降几乎失明，双手麻木似虫咬针扎锥刺，痛苦难耐，到处求医，然诸医皆跳不出"糖尿病并发症——周围神经炎"的误区，用的尽是些活血化瘀、祛风除湿、通经活络的药，治来治去钱没少花，病却不见起色。吾诊之：脉细弱。

处方：熟地黄15克，白芍15克，川芎10克，当归15克，秦艽15克，枸杞子15克，何首乌15克，麦冬10克，木瓜15克，阿胶20克。10剂而愈。

（2）郭某，男，68岁，双脚麻木微痛一年余，久治不效，找我诊治，吾切其脉细弱。

处方：熟地黄15克，白芍15克，川芎10克，当归15克，秦艽15克，枸杞子15克，何首乌15克，麦冬10克，木瓜15克，全蝎10克。8剂愈。

（3）某女教师，右侧胳膊上臂外侧麻木疼痛，找我治疗，四诊后处方：熟地黄15克，白芍15克，川芎10克，当归15克，秦艽15克，枸杞子15克，何首乌15克，麦冬10克，木瓜15克，鸡血藤30克。6剂即愈。

笔者按语：上述三案皆用补血的祖方四物汤作为底方，加舒筋养血通络的药物而治愈。看来治病应当多思善辨，不可拘泥于常法。

经方的魅力一：重症感冒治验

刘某，2013 年 5 月 4 日忽发高热，至某诊所按感冒治疗，用头孢、炎琥宁等输液并吃维 C 银翘片和退热药安乃近，两天热势不减，转来我处。

诊之：体温 38℃，无汗恶寒甚，后脑勺及脖子非常痛，全身酸困骨节痛，舌苔白腻，纳食不佳基本上无食欲。患者自述很难受、求速愈。

分析：发热、无汗、头项痛是麻黄汤证；舌苔厚腻、饮食无味、身困重是风寒挟湿、湿邪困脾。

拟方：麻黄 9 克，桂枝 6 克，杏仁 10 克，甘草 3 克，解表散寒；加苍术 10 克，燥湿健脾。

效果：药熬好后只喝 1 次，汗出热退，诸症皆平。

 经方的魅力二：顽固性头痛

某高三女生，患偏头痛数月，极大地影响了正常的学习生活。临近高考，思想压力很大、心急如焚，经同学介绍前来诊治。

刻诊：脉细紧，舌前 1/3 有瘀点，口干微苦，左侧太阳穴处血管搏动性跳痛，上课时只要一痛，大脑就昏蒙不清无法继续学习，另外脖子后边偏右侧僵硬不适。

考虑：太阳少阳合病。头痛与寒邪有关，寒性收引，主痛。这里牵扯到热胀冷缩的物理知识，血管因寒冷刺激而收缩、痉挛，变得相对狭窄，当正常的血流量通过时，由于血管变细，血流量就相对过大，冲击血管壁，刺激周围末梢神经，诱发头痛。不究其本，前医只知"头痛医痛、脚痛医脚"，故久治不愈。

药用：桂枝加葛根汤解表散寒、温经通络，当归川芎活血止痛，柴胡、黄芩和解少阳。

处方：葛根 20 克，桂枝 10 克，白芍 15 克，赤芍 10 克，当归尾 10 克，川芎 10 克，柴胡 12 克，黄芩 6 克，甘草 6 克，姜枣引。5 剂。

反馈：该女生很高兴地说："边服药边参加二模考试，状态良好，一点也没受影响，现在已服用 3 剂，头一点也不痛了。"

嘱其把余药服完，以观后效。

经方的魅力三：难缠的腹痛

青年张某，患腹痛病、经久不愈，求治。刻诊：脉弦细、舌淡苔白，肚脐上四指处不定时痛，痛时伴挛缩感，痛处喜温喜按，发起病来从不敢吃生冷食物，天气稍冷即感腹中发凉，晚上睡觉需用暖水袋放患处。

此证乃劳伤内损、中焦虚寒，乙木克己土所致。仲景先师的"小建中汤芍药多，桂姜甘草大枣和；更加饴糖补中藏，虚劳腹冷服之瘥"正好合拍。

处方：桂枝 15 克，白芍 30 克，甘草 10 克，饴糖 30 克，姜枣引。

分析：方中桂枝、生姜温中散寒，白芍敛阴和营、柔肝缓急，姜枣、甘草补脾，饴糖温中补虚直捣病根。

效果：1 个月后患者引他人前来看病，进门就说："5 剂药吃 3 剂病就好了。"

经方治疗颈椎病的可喜效果

近些年颈椎病日趋增多。特别是长时间坐着伏案工作的人群颈部的肌肤腠理由于脖子的弯曲处于相对开放的状态，这样邪气就有了可乘之机。中医云："正气存内邪不可干""正气若虚，邪之必凑！"风寒湿邪乘虚而入，先进入皮肤腠理，这时脖子后就会感到丝丝凉气，这就是我们常说的太阳经受寒，可以用经方麻桂剂治疗。此时若不注意邪气就会继续往里进展，经过一段时间攻入肌肉，"寒性收引、主痛，湿性重浊黏滞"，这时脖子就会感到板滞、僵硬、疼痛，用经方葛根汤加减可获效。若不及时治疗，再经过一段时间，邪气攻克堡垒"风寒入骨"，颈椎关节上的湿气、津液在寒邪的作用下，久之被冻成了"冰疙瘩"，即现代医学之病理产物：增生、水肿、骨质增生、骨刺等，这时颈椎关节粘连，活动受限，扭转头部、颈部，增生之物就碍事儿，相互摩擦吱吱作响。这时治疗若不正确、得当，增生之物漫延，椎间孔就会变窄，进而压迫血管、神经，产生头晕、恶心、心跳、手麻等一系列症状，极大地影响着患者的生活质量。现举一例说明：

李某，男，25岁，3年前去深圳某外企做广告策划工作，加班加点，日夜与电脑为伴，3年后脖子僵痛、发硬，活动受限，转动咔咔作响，已不耐劳作，辞工治病。自述：头项部和两肩胛骨内侧沉重发紧发凉。磁共振显示：颈椎曲度稍微变直，颈5～7节轻度增生。牵引、按摩、理疗只能暂时缓解，中药、西药，内服外溻，久久不见其功，或只有小效。经人介绍转诊于我，刻诊：脉沉细、舌质淡、苔薄白。

四诊合参，处方：麻黄10克，清水附片10克，细辛5克。水煎服。嘱其每天晚上睡前服药，药后饮热水一杯，覆被而卧，避风！

几天后复诊，颈部活动自如，凉痛大减。再根据兼证随证加减：有湿加苍术、薏苡仁，久病入络合活络效灵丹等，调治月余病愈。

按：方中细辛入十二经，直达肾经，引药入肾，肾主骨生髓，颈椎者骨也，肾之所主，今颈椎为寒邪所困，附子细辛温阳散寒，紧扣病机；附子，一物两用也：一来补肾阳以治病根，二来卫阳出自肾阳，助卫阳以御邪之复侵；麻黄给邪以出路，邪是由外而入内，诸药合用使邪由内向外而出也！

 活用经方治发热

吴某，男，2岁余，2014年4月25日下午突发高热，家长用臣功再欣、小儿严迪口服，晚上体温37.6℃，又服臣功再欣1次，26日输炎琥宁、头孢，晚上仍发热，口服小儿严迪50毫克、维C银翘片半片后，睡在床上大汗淋漓（系服退热药物引起平时无此现象），晚上尿床1次（其母诉说该患儿在这以前从未尿过床），27 日早上没发热，27 日晚上高热又起，肌内注射氨基比林 2 毫升加地塞米松 1 毫克，口服布洛芬颗粒 50 毫克，睡在床上大汗淋漓，当夜又尿床 1 次，28 日转诊我处。

刻诊：脉浮发热、鼻流清涕系表证；舌质微红是内热的表现；指纹紫红，紫属内热红伤寒。

结合上述详细的病史和用药记录，辨为：外感风寒兼有里热，似乎用大青龙汤较为合拍，但是临证须灵活运用，具体情况具体对待。该患儿经药物反复发汗其表已虚，而大青龙汤只适用于腠理闭塞的无汗证，与患儿现在的情况矛盾，患儿处于有汗和无汗之间兼有表证和里热，所以我选择桂枝汤来调和营卫不伤正气，少佐麻黄以解表，兼用石膏以清热，另加炒山楂、鸡血藤消食化积，防止食积发热。

处方：麻黄 5 克，桂枝 4 克，白芍 4 克，炙甘草 3 克，石膏 10 克，炒山楂 10 克，鸡血藤 15 克，生姜 3 片，大枣 3 枚。

此即《伤寒论》桂枝二越婢一汤加减也。《金鉴》云：桂枝二越婢一汤，即大青龙以杏仁易芍药也。名系越婢辅桂枝，实则大青龙之变制也。去杏仁恶其从阳而辛散，用芍药以其走阴而酸收。以此易彼，裁而用之，则主治不同也。以桂枝二主之，则不发汗，可知越婢一者，乃麻黄、石膏二物，不过取其辛凉之性，佐桂枝二中和表而清热，则是寓发汗于不发之中，亦可识也。用石膏者，以其表邪寒少，肌里热多，故用石膏之凉，佐麻、桂以和其营卫，非发营卫也。

《金鉴》详细明示，吾从中受益，故一剂而热退神安。

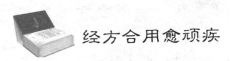
经方合用愈顽疾

王某，女，65 岁，病年余，久治不效，转诊我处。

刻诊：口苦咽干，两鬓微胀，不思饮食，心下支结，失眠多梦，胳膊和双腿特别困重，有拘急烦痛感。

分析：《伤寒论·辨太阳病脉证并治》："伤寒六七日，发热，微恶寒，支节烦痛，微呕，心下支结，外证未去者，柴胡桂枝汤主之。"《伤寒论今释》卷四注云："硬满甚微，按之不痛者，此为支结。支结乃烦闷之意耳。心下支结，即胸胁苦满，心下痞硬之轻者。""口苦咽干、两鬓微胀，不思饮食，心下支结"是邪郁伤阳，少阳枢机不利当用小柴胡汤和解少阳；但是"胳膊和双腿特别困重有拘急烦痛感"，这个症状是什么原因引起的呢？因无发热恶寒、头项强痛，故排除太阳表证，若结合患者老胃病、素脾胃不好的既往病史来看，太阴脾虚，脾主肌肉四肢，脾是气血生化之源，脾虚导致气血不和肌肉筋脉失养，就很容易受到风邪的侵袭；再者患者无呕和下利的症状，故知邪不在太阴之脏而在太阴之表，这样综合起来就可辨为太阴中风证。伤寒大家陈慎吾老前辈认为：理解桂枝汤的核心为"桂枝本为解肌"。肌与脾相合，解肌即能理脾，脾为后天之本。营卫者，皆生于水谷，源于脾胃。营行脉中，则"和调于五脏，洒陈于六腑"；卫行脉外，"温分肉，充皮肤，肥腠理，司开合……"参考这些后，患者的太阴中风证就可以用桂枝汤来治疗了，再加白术、茯苓、扁豆、砂仁、陈皮，理气温中健脾养胃，首乌藤养血安神助眠、通络止痛。

　　处方：柴胡 15 克，半夏 10 克，党参 10 克，炙甘草 8 克，黄芩 10 克，桂枝 9 克，白芍 10 克，白术 10 克，茯苓 15 克，扁豆 15 克，砂仁 10 克，陈皮 12 克，首乌藤 30 克，生姜 8 克，大枣 5 枚。6 剂而安。

男子也可用逍遥

　　2013 年 4 月 7 日井某求诊。刻诊：面色灰暗，口唇淡白，舌体胖大、质淡、苔白腻，胃纳不佳微痛，大便稀溏；身困怕冷双腿酸软；触诊手脚发凉，脉弦细。细问得之：最近做生意不顺，茶不思饭不想，忧虑难眠，有轻生之念。

　　处方：当归 15 克，白芍 15 克，柴胡 15 克，茯苓 15 克，苍术 12 克，甘草 6 克，厚朴 15 克，陈皮 15 克，炮姜 10 克，附片 5 克。6 剂。

此患者情志所伤，导致肝郁脾虚，故用逍遥散疏肝健脾，舒畅气机；另外该患者素体阳虚，故合四逆汤温阳化湿。

4 月 15 日复诊诸证若失，自云心情特别舒畅。上方继进 4 剂，巩固治疗。

按语：一直以来，逍遥散这张方子似乎是女性的专利，大多时用于女性患者，其实只要有是证用是方，逍遥散也可以广泛地用于男性患者，不必局限于男女之别，这样也可以是这张名方更好地造福于人类。

 ## 重度韧带肌肉拉伤

杨某，女，雨天路滑行走时失去平衡，双腿劈开滑倒在地，霎时疼痛难忍，送至医院诊为：韧带撕裂、肌肉拉伤。住院 1 周，勉强能走路，院方让其回家自行恢复。2 个月后走路仍微痛，下蹲困难。

到我处就诊，遂开处方。

处方：白芍 50 克，葛根 50 克，甘草 15 克，威灵仙 30 克，川木瓜 20 克，川牛膝 20 克，小茴香 10 克，全当归 20 克，延胡索 30 克，羊肉 250 克添适量水，炖好后吃肉喝汤。

1 剂病减，2 剂大轻，4 剂病愈，随访无复发。

分析：方中白芍、甘草酸甘化阴，配和木瓜之酸温、威灵仙的辛温，共奏柔筋缓急止痛之功；川牛膝引药下行；小茴香、延胡索、全当归益气活血通络；羊肉温中补虚、葛根解肌；诸药联用，集扶正、养血、舒筋、营养肌肉、化瘀通经于一身，故获佳效尔！

 ## 头晕怎么就这么难治

王某，女，患头晕一年有余，日发三四次，甚为苦恼，各项检查无器质性病变。

治疗经过：两医见晕止晕，对症处理，地芬尼多（眩晕停）、强力定眩片、晕痛定胶囊等。另外三个医生按椎－基底动脉供血不足为治，倍他啶注射液、奥扎格雷钠注射液、川芎嗪注射液、丁咯地尔注射液等。一医按梅尼埃综合征治之；一医疑颈椎病引起，理疗牵引按摩两个月；两中医只知镇肝息风、平肝息风……

吾诊之：脉细弱微小，舌质极淡，面色㿠白，眼睑色素低。

处方：熟地黄 15 克，当归 15 克，白芍 15 克，川芎 6 克，党参 15 克，麦冬 10 克，五味子 10 克，仙鹤草 30 克，制何首乌 20 克，黄精 15 克，枸杞子 15 克，神曲 15 克，麦芽 15 克，山楂 15 克。药进 3 剂即大轻，5 剂愈。

治疗思路：该患者脉细弱微小、舌质极淡、面色㿠白、眼睑色素低，这是明显的血虚为患，血虚就会使血流量不足，就不能很好地向头部输送血液，这就像我们平时用的自来水一样，当水量相对变小时就不能很好地向楼上供水。大脑就会处于缺血缺氧状态，从而产生眩晕的症状。这时我们只要给患者补气行血、养阴、生津，就能达到很好的治疗效果。

 ## 小便频数无度案

老汉王某，小便频数，每 15～20 分钟如厕 1 次，晚上更剧，基本上榻无宁时，严重地影响了工作、日常生活和睡眠质量；大便虽成形微干，但涩滞难行，每天需 2 只开塞露方可渡过难关。在他处治疗半月没有好转，转诊我处，哀求速效！

脉微涩、苔黄燥。断为脾约证。胃强脾弱，脾不能为胃行其津液，脾阴不足不能制约胃阳，胃阳独亢，燥热之气迫津液偏渗，导致津液在二便中的分布失衡，故小便多、大便失润而干涩。

处方：枳实 15 克，厚朴 15 克，大黄 15 克，麻仁 20 克（打碎），杏仁

20 克（打碎），白芍 30 克。2 剂。

方中：枳朴大黄泻胃热、麻杏白芍滋脾阴，诸药直达病所，效必预期。

3 日后复诊诸证大轻，仔细问诊，患者口苦，特别的苦。心思甲木克戊土、胆火不清则胃气不降，上方加柴胡 24 克，龙胆草 10 克，1 剂，嘴苦减，当天晚上也没小便，一夜安眠，患者喜形于色。

继处：枳实 12 克，厚朴 12 克，大黄 20 克，麻仁 25 克，杏仁 25 克，白芍 20 克，柴胡 24 克，龙胆草 10 克。3 剂巩固治疗，并嘱药后常服麻子仁丸。

十年顽疾一朝除

文某，中年女性，10 年前生小孩坐月子时，吃了半生不熟的饺子后引起胃肠道疾病，治疗后落下一毛病：晚上肠鸣辘辘，声响颇大，影响睡眠。近年来又增新问题：剑突下肚脐上有一股气上下左右、来回游荡，有时滞在某处局部就会疼痛，有时感到有一股气向上冲，久治不愈，转来我处。

刻诊：舌质淡、苔薄白，脉沉。《濒湖脉诀》云："沉潜水蓄阴经脉。"四诊合参辨为：脾胃虚寒，饮停胃肠。

处方：党参 15 克，白术 12 克，炙甘草 10 克，干姜 10 克，陈皮 12 克，半夏 12 克，茯苓 15 克，木香 10 克，砂仁 10 克，乌药 12 克，神曲 20 克，防己 15 克，葶苈子 10 克，花椒 6 克。5 剂。肠鸣明显好转，余证没有多大改善。

更方：茯苓 20 克，桂枝 10 克，白术 15 克，炙甘草 10 克，防己 15 克，葶苈子 12 克，花椒 8 克。5 剂。药后气窜感、气上冲感消失，还有点儿肠鸣，上方继服巩固治疗。

总结：此证属脾胃虚寒运化水湿不及，水走肠间，阻滞气机所致。故拟温脾运湿，逐水化饮。一诊方：理中、二陈、香砂、乌神，温中散寒健脾之力有余，但化饮之力不足，故二诊方改用苓桂术甘汤增强温阳化饮、健脾利湿之功，而效力大增。己椒苈黄丸乃张仲景《金匮要略》中治疗痰饮病肠间有水气之方，故合用之，因患者大便不干，故去大黄。

 ## 治病应该去治根

中年妇女，经常加班加点熬夜干活，不到 2 年得了个心慌心跳的毛病。前医不究其因、不明医理，每每治以安神定志、镇静安眠之类，久治不愈。

吾诊之：两脉俱弱，左脉主血、右脉属气，知其气血两亏。肝木者心火之母也，今肾阴不足肝血暗耗，肝母无乳，心火之子无以喂养，而致慌跳也。

探明其理，方随法出：党参 20 克，麦冬 15 克，五味子 12 克，熟地黄 30 克，当归 15 克，白芍 20 克，川芎 10 克，黄精 20 克。5 剂。不治心慌而心慌自止也。

按：党参培中气补脾土以养肺金，麦冬、五味子补肺金以生肾水，熟地黄滋肾阴，黄精补气养阴，肝肾同源，肾水足肝血自旺，再兼生脉补气、四物补血，气血双补，故达速效尔。

 ## 顽固性久泻治验

中年女性，2009 年患腹泻，初，日二三次，输液吃西药后控制，不久即发，再输液无效。转求中医，时效时不效，吃中药百十剂，迁延 6 月余，现症每天大便 10 余次，完谷不化，体虚弱不禁风，走路需人搀扶。

患者长时间服药，产生排斥反应，看见中药就想呕，思之良久，变通一下治疗方法——嘱患者买 20 斤牛骨头，放土锅灶内烧炭存性后研极细粉备用。

处方：藿香正气水 1～2 支兑适量开水冲淡，送服牛骨粉 15～30 克，日 3 次。

随访：5 天后大便明显好转，次数减少，15 天后大便成形，1 个月后停药，至今 3 年未复发。

解析：仔细揣摩该患者终属脾虚湿盛证，湿邪困脾致脾运化失司，消化吸收能力大为降低，故大便稀溏完谷不化，治宜藿香正气水芳香化湿健脾，又因久泻有滑脱之弊，故用牛骨烧炭存性收敛固涩，两者标本兼治故收全功。

肝气郁结肝郁化火案

陈某，中年妇女，患病年余，久治不效，找我诊治。

望之：两只"红眼"、时而烦躁、时而郁闷。

闻之：唉声叹气，怨声载道。

切之：寸关弦数、上越，尺无；知其：气机紊乱，情志不畅。

问之：①你经常生气吗？答：是。丈夫在外打工有了外遇……②头昏蒙，嗓子干，脖子紧，失眠，大便不畅。

辨为：肝气郁结，肝郁化火证。

处方：桑叶 12 克，菊花 10 克，疏散上焦之热；柴胡 20 克，白芍 20 克，青皮 10 克，陈皮 10 克，薄荷 10 克，疏肝理气；龙骨 30 克，牡蛎 30 克，牛膝 15 克，潜阳安神、引热下行；生地黄 20 克，玄参 20 克，麦冬 10 克，滋水涵木滋阴潜阳；大黄 3 克，通腑泄热。

效果：4 剂药后，红眼除、情志安。上方去薄荷加黑栀子。色黑入血以清血分郁热，继服 4 剂善后，随访病愈。

华夏中医论坛薛东庆老师点评：此证上实下虚。用药大体方向以平肝滋肾为主，以清、潜二字入手。疗效就是硬道理。

治疗湿热的一点经验

湿热一证，如油入面、难解难分，久之伤阴，然滋阴有助湿之碍，温化湿邪又有增热之嫌。井某某，患此症，中药吃了二三十剂，湿热顽固难化。后转来我处，诊之：头重如裹、昏蒙不清，神倦乏力，两腿如挂铅，阴囊潮湿，脉濡滑，舌体胖大、苔白腻，表面微挂黄。

药用：苍术 10 克，白术 10 克，健脾运化水湿；茯苓 20 克，泽泻 20 克，薏苡仁 30 克，车前草 30 克，清热利湿；草果 10 克，藿香 15 克，佩兰 15 克，石菖蒲 15 克，芳香化湿；3 年以上老陈皮 15 克，半夏 12 克（茯苓），温化痰湿；黄柏 10 克，牛膝 30 克（苍术、薏苡仁），合四妙散之意，治疗湿热下注。

二诊：疗效甚微，上方加羌活 10 克，独活 10 克，防风 10 克，以祛风胜湿。

三诊：有点效果，这期间患者在医院输了 3 天液，当天就感到胃里不舒服，第 2 天胃里饱胀不思饮食，考虑可能因输液加重了水湿引起，嘱其停输。一日晾晒衣物，发现衣服上的水从上至下一点一点地往下阴，上边的先干，最下边的最后还有点湿，这不就是中医理论的"湿性趋下"吗！二诊方中加大腹皮 15 克，厚朴 15 克，莱菔子 15 克。一箭双雕：一则行气消胀，二则湿性趋下，气下湿亦下。

四诊：疗效非凡，唯患者是一商家，应酬颇多，饮酒在所难免，但酒性助湿生热与病机不利！故三诊方加葛花 15 克，枳椇子 15 克，以解酒分湿。

自此病入坦途。

感冒坏证的阴阳论治

病例一：某女，素体阴虚，感冒高热，医者大汗热退，不久复热再汗又退，旋即复热，继汗不效。另一医辛温解表病剧。

诊之：舌红苔少，脉细数。

处方：玉竹 30 克，淡豆豉 10 克，葱白 1 根，桔梗 10 克，白薇 10 克，薄荷 6 克，炙甘草 5 克，大枣 6 枚。

病例二：某男，素体阳虚，前医静脉滴注头孢后，背部如凉水浇之，改用双黄连注射液，输后浑身发抖。转医用大剂辛凉解表，患者厚装严裹，如同掉进了冰窖里。

诊之：舌淡苔白，脉沉迟。

处方：黄芪15克，人参10克，桂枝10克，甘草10克，黑附片10克，细辛3克，羌活10克，防风10克，川芎10克，白芍20克。

按：病例一：医者汗之不得法，过汗伤阴，复辛温解表竭泽而渔，致阴虚无以作汗驱邪外出。故滋阴解表轻灵透邪而取效。病例二：寒则热之，前医一寒再寒，病不轻反重，后医辛凉重剂，雪上加霜，戕伐阳气，无力鼓汗外出驱邪，故助阳益气，发汗解表而愈。

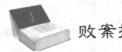

败案扭转

王某，下岗职工。患胃疾两年多，多方医治无效。

求诊我处。刻诊：胃痛、胃胀、两胁胀满窜痛，舌体胖大、苔白微腻，脉弦两尺弱。

辨为：肝郁脾虚，木横克土证。

处方：醋柴胡15克，枳壳15克，香附10克，郁金10克，青皮10克，陈皮10克，白芍20克，川芎10克，炙甘草6克，苍术10克，厚朴12克，砂仁10克，石菖蒲15克，佩兰10克。3剂。

二诊：病有点显轻，效不更方，上方继服3剂。

三诊：这次药没效果。

知是药不对症，败案也！

暗自揣摩，思之良久，顿悟脉弦有二：一则肝气郁结而弦，一则肝阴不足而弦；肝体阴而用阳，肝阴不足肝阳偏亢搏指而弦。此证乃肾水不足肝木失养，进而木不疏土致脾土壅

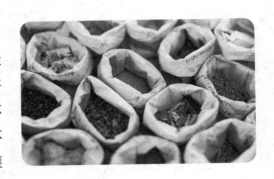

塞而不用也！

处方：生地黄 12 克，熟地黄 15 克，沙参 20 克，枸杞子 20 克，麦冬 10 克，川楝子 10 克。10 剂。方中：生地黄性凉滋阴，既清肝又养肝，肝肾同源，虚则补其母。熟地黄、枸杞子滋水涵木，另用沙参、麦冬补肺取金水相生之法，稍佐川楝子理肝以顺应肝之习性。

复诊：患者大喜其病若失，上方加减调治月余而愈。

教训：此案缘于审证不清、经验从事，和诸位前医一样千篇一律，重蹈覆辙，故而酿成败案。再者被病之假象（舌体胖大苔腻、腹胀）所迷惑，不敢用滋腻药。可喜的是三诊用方彻底地改变了常规治法，取意于一贯煎而收功，说明了多读书、读活书、活学活用、学以致用对一个临床医生是大有裨益的！

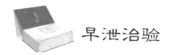

早泄治验

新婚夫妻，房事不知节制，房劳过度导致肾精大耗，下元亏虚肾关不固。房事两三分钟即泄。

经人介绍转来我处治疗。诊其脉细数，两尺无神。

《金匮要略·血痹虚劳病脉证并治第六》云："夫失精家，少腹弦急，阴头寒，目眩（一作目眶痛），发落，脉极虚芤迟，为清谷，亡血失精。脉得诸芤动微紧，男子失精，女子梦交。桂枝加龙骨牡蛎汤主之。"

此病究其原因还是男子失精过多。精者阴也，阴虚则阴阳失衡，相火妄动，扰乱精室故而早泄频频。

治宜调和阴阳，潜阳收涩，补虚固本。拟方：桂枝 10 克，芍药 20 克，炙甘草 10 克，生姜 6 片，大枣 10 枚，龙骨 30 克，牡蛎 30 克，熟地黄 30 克，山茱萸 30 克。6 剂。另嘱服药期间不可行房事，病愈后每周性生活不要超过二次。

方解：龙骨、牡蛎，一则潜阳，二则固涩，防止精液继续流失；虚者补之，重用熟地黄、山茱萸大补肾精以固下元；桂枝、芍药，通阳固阴，配合甘草、姜、枣补中焦而调营卫，使阳能生阴。方证合拍，故获佳效。

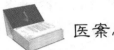 医案之一石三鸟

"饮食自倍肠胃乃伤"说的是养生之道。养生养生，保养生命呵护健康，这就好比你的爱车，不及时换机油，开上它乱碰乱撞，有了污垢不去清洗，车子的寿命就会缩短。现在生活水平高了，很多人贪食煎煮烹炸、美酒佳肴、大鱼大肉、生冷瓜果……食之日久肠胃乃伤。"吃出来、喝出来的胃病"甚多。

2011年10月10日，治一胃病患者刘某，女，65岁。自述：近几日每天吃几个香甜酥软的柿子。6天不到，就吃不下饭了，自己吃了多潘立酮（吗丁啉）、胃康灵、健胃消食片，无好转，又在附近诊所里输了液，仍无好转，求诊我处。

刻诊：脉左关弦数，右关郁塞，舌红苔燥，舌边尖红。

我说：你病有三，新病一个、旧病二个。

一问：你心下痞满，胃里嘈杂上下不通？答曰：我胃里好像有个东西消化不了，有时还隐隐作痛，反酸，偶尔打个嗝就舒服点。

二问：你口苦、咽干、右胁下胀痛，有胆道系统病史？答曰：我有胆囊炎。

三问：你心火太重，心情烦躁，失眠多梦？答曰：近两月来我好发脾气，晚上老是睡不着觉。

处方：半夏12克，黄芩15克，黄连10克，干姜6克，炙甘草10克，党参15克，大黄10克，竹茹20克，枳实20克，延胡索15克，川楝子10克，青皮10克，陈皮10克，木香10克，莱菔子20克。6剂。

治疗思路：半夏泻心汤辛开苦降，畅通中焦；大黄清理肠道；竹茹枳实黄芩清降胆火，青皮延胡索川楝子疏肝理气；陈皮木香莱菔子理胃肠之气；黄连清心火；诸药于理于法紧切病机，病安有不除之理。

不出所料，10日后病人复诊，患者赞道：胃病和其他病都痊愈了。

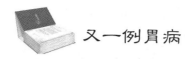又一例胃病

2011 年 8 月 6 日接诊一患者，男，18 岁，高三学生，患胃病 1 年多来多方治疗，一直未愈，7 月中旬病情加重，在一老中医处吃了 8 剂中药和 8 天西药，病情好转，但停药即病如当初，随后转诊与我。

患者得病以来饮食欠佳，消化功能减弱，从不敢吃生冷、硬、酸、甜、辣、油腻等食品，这几日饭量明显减少，饮食稍不留神即撑胀难受，重时一整天不吃饭也不觉得饿，胃部隐隐作痛，吃油腻食品干呕恶心，舌质淡、苔薄白，脉沉缓。

分析：该患者是一个脾胃虚寒、虚实夹杂证。药用附子、干姜温脾肾以散寒；苍术、厚朴、陈皮、茯苓、炙甘草健脾补虚；枳实、木香、山楂、麦芽消痞散结以祛实；少佐鸡骨草消炎利胆。

处方：苍术 10 克，陈皮 10 克，厚朴 12 克，枳实 10 克，云苓 15 克，木香 10 克，干姜 10 克，黑附片 7 克，炙甘草 10 克，鸡骨草 10 克，山楂 20 克，麦芽 20 克。3 剂。

由于患者离家较远，学校里没地儿煎药，就读的学校离我处不远，我义务为他煎药，每天晚上来取。服 1 剂后效果明显，服 2 剂基本上好了，3 剂后病愈。随访 2 周效果良好，无复发。

两例叫不上名的病

老年女性，双膝关节后"腿窝处"及其上下各四指的范围内，酸困发胀，起坐困难，站起来坐不下去，坐下去站不起来，影像学检查无器质性病变。余诊之，脉象平和，饮食二便一切正常。

舍脉从证，细思之"膝为筋之府"按血不养筋治之：党参 15 克，黄芪 15 克，当归 15 克，熟地黄 15 克，黑杜仲 15 克，川牛膝 20 克，桂枝 15 克，川木

瓜 20 克，伸筋草 15 克，鸡血藤 30 克。3 剂。

病人没来复诊，余纳闷，莫非诊治有误？

时隔月余，患者介绍同村另一类似患者前来就诊，问及情况得知前个患者药到病除，只因到了麦收季节，忙于农活故没来复诊。

由于两者病情类同，有了上次的治疗经验，径直与上方原方 3 剂，予服。

二诊患者说效果非常好，病好得差不多了，继以原方 3 剂巩固之。

樊正阳老师点评：经验所见，腘窝处及其周围酸困发胀，起坐困难，多是因为劳损、退化等病因使膝关节内部组织肿胀所致。比如膝关节骨膜炎最多见，早期膝关节外表见不到明显的肿大，若患病为单侧可与健侧对照，当可辨别；若双侧患病，根据患者自述也可鉴别。无"证"可辨即可思考其病因，据"膝为筋之府"的理论，按"血不养筋"治之不为错。若再深入分析，根据其"发胀"再入活血利水药物，信可增加疗效。

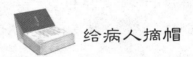

给病人摘帽

三伏天，诊所来了一位 30 多岁的女病人，头戴厚帽，上身穿着秋衣，外加一件厚外套。

细询之：患者得病三月余，期间自感头上凉风飕飕，发凉恶寒，晚上睡觉时更加严重，必戴帽而卧方能入睡，总之是帽不离头，头不离帽痛苦不堪！其项部发强，背部也感发凉，其夫嗜赌，一人吃饱一家不饿，为此导致患者忧、愁、气、悲，情志郁结，现证：口苦咽干目眩，胸胁苦满，气短，晚上睡不着觉，脉弦紧。

处方：柴胡 15 克，黄芩 15 克，半夏 12 克，党参 15 克，甘草 15 克，桂枝 10 克，黄芪 30 克，白芍 15 克，附子 20 克（先煎 40 分钟），全当归 20 克，白术 15 克，防风 15 克，醋香附 15 克，青皮 10 克，陈皮 10 克，生姜 8 克，大枣 5 枚。5 剂。

治疗思路：该患者有明显的气郁和口苦咽干，胸胁苦满少阳枢机不利的表现，故用柴胡、香附、青皮、陈皮疏肝解郁，小柴胡汤和解少阳；见肝之病当知传脾，故加白术以实脾；久病气血营卫不利，故用桂枝汤调和营卫；黄芪配当归即当归补血汤，大补气血扶正祛邪；防风祛风除湿得黄芪驱邪而不伤正；另外，患者阳虚的症状比较明显，卫阳出自肾阳故用附子温阳散寒。

月余，介绍其妹来诊，告知姐姐用药后其帽已摘，其病已愈，甚好。

轻可去实之四两拨千斤

2009年11月6日上午，患者杨某在家人的搀扶下来求诊。观察：面容憔悴、脸色黯黄、弯腰垂肩、有气无力。家属代言：患者病多日，近几天陡增恶心干呕，胃脘痞满，强食之食入即哕，已两日水谷不打牙了。

按脉沉弱无力，苔微腻略黄，四诊合参辨为：寒热错杂、虚实夹杂证。细思：患者久病体弱不耐药力，用药过寒则败胃，过热致寒热格局、过补使中焦壅塞。

斟酌再三拟方：干姜捣5克，黄连3克，黄芩5克，党参5克，共捣碎水煎服。另嘱：生姜去皮捣碎滤汁每服10毫升。

药抓好后患者拎起1剂，看看只有一小捏儿那么多，满腹疑虑地说："其他医生都是大包成堆的药，这点药？"患者欲言又止。我说："对症一口汤，不对症一筐筐。这药不可貌相，疗效不可斗量。尽管放心回家吃药去吧！"

约3日，患者丈夫来禀效果奇佳，呕哕止，胃口开，精神爽，已能进食矣。

樊正阳老师点评：芩连苦降借姜开，济以人参绝妙哉。四物平行各三两，诸凡格据此方赅。止呕生姜捣汁兑服尤妙。

重症崩漏治验

崩漏是指妇女非周期性子宫出血，非行经期间阴道出血的总称。临床以阴道出血为其主要表现。其发病急骤，暴下如注，大量出血者为"崩"；病势缓，出血量少，淋漓不绝者为"漏"；崩漏是妇女月经病中较为严重复杂的一个症状。

1. 崩证

张某，女，48 岁，患崩证，先后在多家医院，吃止血药、肌内注射立止血、输消炎水、多次清宫；后出血量大，无奈输血。后转诊我处。

现状：面色苍白、唇色淡白、头晕目眩、精神倦怠、气短无力、心悸怔忡、失眠多梦、脉象细弱。

处方：熟地黄 50 克，焦白术 50 克，黄芪 30 克，当归 15 克，黑姜 10 克，红参 15 克，麦冬 15 克，五味子 10 克，黄精 20 克，仙鹤草 30 克，女贞子 20 克，红旱莲 20 克，陈皮 15 克，上等真三七粉 7 克（冲服）。

4 剂出血止住，又 4 剂病愈，随访无复发。

解析：该患者失血过多，元气大伤，是一种虚性的崩漏重症。余国俊老师说："虚性崩漏有气虚、血虚、肾虚等证型，但临床所见者往往是诸虚杂呈，纷至沓来，很难截然划分，或很难强为之划分。俗话说'熟读王叔和，不如临证多'，就是这个意思。重症崩漏患者，因失血过多，元气大伤，往往惶惶不安，求治心切。这就要求医者在辨明虚与实的前提下，果断地使用功专效宏的方药。而所谓功专效宏，系指止血迅速而不留瘀，且能培补元气的专方。"

有形之血难以速生无形之气所当急固，故用黄芪、白术、红参大补元气，现代药理研究五味子可以治疗一切气血耗散之休克、虚脱，故稍佐之，共奏收敛固脱补气摄血之功；兼用熟地黄、当归、麦冬、女贞子、红旱莲、黄精、补血滋阴；急则治其标用仙鹤草强心止血、三七粉止血而不留瘀；先贤李中梓论姜炭善止血："吐衄下血崩漏淋产证，熟者反能止之，何也？盖物极则反，血去多而阴不复，则阳亢无所附，得此助阳之生而复矣，且见火则味苦色黑，守而不走，血安得不止耶？"故用黑姜炭温经止血；陈皮理气和中使补药补而不滞。

樊正阳老师点评：气血夺则虚，大补气血理所当然，急当治标，收摄也在必需，血去多则虚寒现，炮姜温宫妙用。

2. 漏证

患者，女，35 岁，患漏证数月，久治不愈。

2010 年 8 月 26 日求诊，证见：面色蜡黄、气短、心悸、头晕痛、饮食欠佳、不耐劳作。

按：辨为气不摄血，心脾两虚，用补中益气汤合归脾汤加正宗山东阿胶、焦三仙。10 剂药到病除。

 中医效验肩周炎

孙某，男，35 岁，患肩周炎 3 年余，右肩活动受限，右臂向后伸展疼痛，久治不愈，经人介绍转诊于我。

四诊合参辨证为：寒湿凝滞经络，关节肌肉韧带粘连。

处方：桂枝 12 克，白芍 40 克，甘草 12 克，千年见 15 克，麻黄 8 克，附子 10 克，知母 10 克，白术 15 克，防风 15 克，薏苡仁 30 克，葛根 30 克，土鳖虫 10 克，制乳香、没药各 6 克，当归 15 克，丹参 15 克，桑枝 15 克，威灵仙 30 克，生姜 10 克。4 剂病轻 50%，又 4 剂轻 90%，继服 4 剂善后。

按语：上方即桂枝芍药知母汤加减。门纯德前辈经验："此类风寒湿邪痹阻为阳气不达，湿气不运，营卫不和。故以温阳祛寒，化湿祛风，健脾和营为治。方中附子、白术温阳健脾，驱寒除湿；麻黄、防风解表祛风；桂枝、芍药、生姜、甘草调和营卫，温运胃气；知母养阴佐燥。诸药配伍，温中有补，燥中有制，散而有和，通而有助，是治疗风寒湿痹日久，气血阻滞的好方子。"吾深受门老启发，以桂枝芍药知母汤为底方加千年见、桑枝引药上达，葛根解肌，威灵仙祛风除湿、通经活络，活络效灵丹、土鳖虫活血化瘀，薏苡仁为治疗湿痹之要药，诸药相配相得益彰，故获佳效。

樊正阳老师点评：辨证基础上用效方达药也是不错的选择，如活络效灵丹通络止痛，桑枝、威灵仙宣痹。

 强直性脊柱炎

某患，女，强直性脊柱炎 3 年多，每年冬天病情加重，胸廓疼痛、有束压、

159

憋闷感，晚上睡觉不能辗转反侧。

脉沉紧，舌质淡。吾用：麻黄桂枝散寒，制川乌草乌祛风除湿、温经止痛，乳香没药丹参当归、土鳖虫地龙活血通络，黄芪当归党参扶正祛邪、补气养血，芍药甘草以缓筋急，葛根解肌、松弛肌肉痉挛。4剂。嘱其头煎覆被取汗。

一周后复诊，诸证大轻，身上有了从未有过的舒服。继服4剂，没了音信。几个月后，领其母亲前来看病，说那次吃完8剂药后她的病基本上控制住了，感觉很不错。

看来病人也懂"中病即止"的道理呀！

按语：强直式脊柱炎现代医学基本上没有什么好的治疗办法，但是用中医中药却能取得非常好的治疗效果。

樊正阳老师点评：有是证用是方，不为病名所惑，辨证施治总有出路。

 ## 中医治病拦得宽

2011年11月15日，吴某，男，78岁，求诊。

切其脉：整体上沉、细、弱、结甚，左关弦右关郁塞；舌体胖大，质淡苔腻。

诊断：肝脾两虚，心脏不好。

老者自述有乙肝病史二十余年，近两年心力衰竭、心率不齐，早搏；去年查出肝硬化，转氨酶各项指标异常；脾大；近期胸脘痞闷无食欲。到医院治疗未见效果，花费甚巨，不见好转，故转中医治疗。

病机：肝藏血，肝血不足，心脉失养、心阳不振（肝血好比汽油，心脏好比发动机，供油不畅，汽车功能自然下降），心火不生脾土；再者肝内湿毒瘀滞，导致肝气虚，木不疏土。

治法：补养肝血，解毒祛瘀，健脾利湿。

立方：黄芪50克，全当归15克，白芍15克，赤芍15克，垂盆草20克，凤尾草15克，苍术30克，半夏15克，陈皮10克，茯苓30克，谷芽20克，麦芽20克，炒山楂20克，鸡内金15克，神曲20克。5剂。

方解：黄芪、当归、白芍补养肝血，赤芍活血化瘀；垂盆草、凤尾草清肝解毒；苍术健脾；半夏、陈皮、茯苓祛除痰湿；谷芽、麦芽助脾升降；鸡内金、焦三仙消食化积。

疗效：药后转氨酶指标下降很多，食欲明显好转；心率规整，心功能明显好转。

中医治病整体作战，辨证施治，符合大自然规律、阴平阳秘天人合一，五行相生相克，生生不息。

 重症黄疸治验

黄疸是由于胆红素代谢障碍引起血清内胆红素浓度升高引起。这种病多见于肝脏、胆道疾病，临床上的常见症状是"身黄、目黄、小便黄"，只要细致观察此病很容易诊断。

现代医学研究：因眼球巩膜所含弹性蛋白的量明显高于皮肤和其他部位的黏膜，这种弹性蛋白和胆红素的亲和力非常强，所以黄疸患者巩膜黄染往往会最先出现。正常血清总胆红素浓度为 1.7～17.1μmol/L，当血清总胆红素在 17.1～34.2μmol/L 这个范围时肉眼基本上看不出来黄疸，称为隐性黄疸，当血清总胆红素浓度超过 34.2μmol/L 时，我们就可以很直观地看见黄疸。

2007 年 9 月 25 日，某男，上个月突然发病，不能正常工作，在当地医院输液治疗十多天病势有增无减，故来我处。

刻诊：患者面黄肌瘦，恶心、干呕、厌油腻，食少腹痛，头晕，倦怠乏力，脉弦滑，舌苔腻，掰开眼睑一看巩膜黄染，让患者脱去上衣身上皮肤发黄，问二便：小便极黄量少、大便溏。嘱其做肝功能：总胆红素 48.6μmol/L，直接胆红素 26.12μmol/L，间接胆红素 22.48μmol/L；谷丙转氨酶 286U/L，谷草转氨酶 147U/L，γ-谷氨酶 153U/L；乙肝表面抗原阳性。

考虑：急性肝炎引起黄疸。

拟：清肝利胆，利湿退黄。

处方用刘渡舟老师的柴胡解毒汤加减：柴胡 12 克，黄芩 12 克，茵陈 20 克，土茯苓 20 克，草河车 15 克，金钱草 15 克，车前子 15 克，大青叶 15 克，板蓝根 15 克，焦白术 10 克，茯苓 20 克，建曲 20 克，鸡内金 20 克。4 剂。

用药思路：柴胡、黄芩、金钱草疏肝利胆和解少阳；大青叶、板蓝根、草河车清热解毒；茵陈、土茯苓、车前子利湿退黄；焦白术、茯苓、建曲、鸡内金健脾养胃。

2007 年 10 月 1 日复诊，除黄染无好转外，其他症状大为好转。

更方：茵陈 20 克，猪苓 15 克，茯苓 15 克，泽泻 15 克，白术 15 克，桂枝 10 克，鸡内金 20 克，白豆蔻 10 克，金钱草 15 克，车前子 15 克，建曲 20 克。5 剂。另加碧玉散每次服用 6 克，每天 2 次。

治疗思路：二诊时发现患者小腿部凹陷性水肿且小便不利，因五苓散可以温阳化气，利湿行水，用于膀胱气化不利，水湿内聚引起的小便不利，水肿腹胀，故用茵陈五苓散、金钱草、车前子、鸡内金，温阳化湿利胆退黄；碧玉散即青黛和白矾按 3 ：1 的比例混合研末而成，因青黛是绿色的、白矾是白色的，所以这个方子就得了一个好听的雅名"碧玉散"。临床时间长了，我发现这个"碧玉散"退黄的作用和降低转氨酶的效果非常好，但应中病即止，不可久服。

这次的药效果非常好，患者身上不黄了，复查转氨酶各项指标都回归正常。随访多年无复发。

三谈辨证施治的重要性

辨证施治是我们中医的优势所在，也是我们中医的精髓。发病的时间比如日晡发热或半夜子时发热都是很有讲究的；气候的阴晴、凉燥、寒热对疾病也是有影响的；南方和北方由于地域的差异用药也就有所差别；生冷辛辣、暴饮暴食、房劳无度危害极大，经常熬夜等于慢性自杀；男、女、老、幼有所不同，七情六欲有所影响，还有风寒暑湿燥火不同致病邪气的侵袭等等，这些复杂的致病因素就需要我们治病时辨证施治，我们中医的老祖先总结得很好——"因人、因时、因地制宜"。

上述强调了辨证施治的重要性，面对病人只有先把证辨准后才能很好地去治疗，假若证辨不清，所处的方药就是无的放矢。所以这就需要我们把中医的基础理论学扎实并且做到融会贯通、触类旁通、贯穿实践、活学活用，努力地去提高自己的辨证功夫。

吾临床多年越来越感到识证之难，深深体验到把病证辨准后的那种药到病除是多么的惬意。

一个单纯的发热，假如辨证不准也不是那么好治的，这点我在本书第四讲医案启示《近期速效病案三》篇有过详细的介绍，今天再举一例发热，以兹证明。

2014 年 6 月 27 日晚上 11 时许，我 2 岁零 5 个月的小儿子突发高热，由于是夜里吃中药不方便，只好给孩子口服复方锌布颗粒暂时退热，28 日早上量体温 38℃，这时孩子的后背上汗津津的，7 点半喝豆浆时额头上冒了一层汗，察看孩子的舌质偏红、扁桃体有些肿大并且上边附着两三个脓点，辨证为：外寒内热的寒包火证，似乎用大青龙汤比较合适，但是孩子有发热、汗出的现象，大青龙汤是治疗无汗证的，与此矛盾，这该怎么办呢？

我很快就想到了郝万山老师《伤寒论讲稿》中关于这种情况的解释，参考郝万山老师的经验，孩子的病应该可以用桂枝汤，但是孩子又有里热的问题，这就需要加上石膏来清里热，又考虑孩子病伊始表邪尚重，故稍佐麻黄解表散寒。

处方：桂枝 4 克，白芍 4 克，炙甘草 3 克，生姜 3 片，大枣 3 枚，石膏 12 克，麻黄 5 克。1 剂。

方子开出来后一看，这不是个"桂枝二越婢一汤"吗！《金鉴》云："桂枝二越婢一汤，即大青龙以杏仁易芍药也。名系越婢辅桂枝，实则大青龙之变制也。去杏仁恶其从阳而辛散，用芍药以其走阴而酸收。以此易彼，裁而用之，则主治不同也。以桂枝二主之，则不发汗，可知越婢一者，乃麻黄、石膏二物，不过取其辛凉之性，佐桂枝二中和表而清热。"

药熬好后9点多了，赶紧给孩子服下，12点量体温37.6℃，下午2点又让孩子喝了一次药，之后量了几次体温都正常，28日晚上6：50体温38℃，由于孩子说什么也不肯再喝中药了，只好给孩子口服复方锌布颗粒。

28日晚上至29日上午10:40，孩子一直没有发热，精神状态也很好。

29日上午11:45，我摸了摸孩子的身上有汗，额头上、身上、胳膊上凉凉的，但是一量体温38.5℃，汗出而热不退。再次观察孩子的扁桃体已不肿大，并且扁桃体上的脓点消失了，舌质不红了，脉沉，知是病情有了变化，需要重新辨证。

分析：虽然孩子发热汗出但是脉不洪大，舌质不红，舌苔润，不干、不燥、不黄，嘴唇不干，咽部不红，大便不干、小便不黄，所以排除病传阳明的可能。

《伤寒论》："少阴病，始得之，反发热，脉沉者，麻黄附子细辛汤主之。"这个"发热""脉沉"是表里同病，所以麻黄附子细辛汤治的是一个风寒表实兼里虚证，而孩子是发热汗出，脉沉，再结合孩子平素阳虚的体质，这是一个风寒表虚兼里虚证，这就需要变通一下灵活运用了，所以我就把麻黄和细辛拿掉换上桂枝汤。

处方：桂枝4克，白芍4克，炙甘草3克，附子3克，磁石6克，生姜2片，大枣2枚。1剂。

29日中午12:30喝药5调羹，中午1:30体温37.6℃，喝6调羹。

下午5：12体温37.4℃，考虑由于时间仓促，这次的药熬的时间短，熬出来的药液有些淡，故把药渣重新浓煎后给孩子喝了8调羹。

晚上9：38，再次给孩子服药7调羹，10:55量体温35.6℃，11点多再次体温35.3℃。

30日凌晨4点多体温35.2℃，已不发热，外证已除，病转阴阳两虚，继以芍药甘草附子汤善后。

30日白天一整天体温正常，7月1日痊愈。

胃癌术后扩散转移治验

闵某，男，49岁，2012年6月做胃镜发现胃癌，但其怎么也不相信，说什么也不肯承认这个残酷的现实，蔡桓公讳疾忌医的那种错误思想在他身上表现得淋漓尽致。迁延数月后，到某医院做了晚期胃癌手术，术后状态一直不佳，时而病灶处痛得厉害、时而胆汁反流得厉害、时而食不下饭、腹胀泄泻……

2014年4月，突然腹胀如鼓、恶心干呕、胃部绞痛……到大医院开了伊托必利片、兰索拉唑、七味胃痛胶囊、参术养胃胶囊、胃康灵等，胃痛有所缓解，但是腹胀日趋加重，胀得不能进食。6月21日转来我处，嘱其到医院做影像学检查，显示：腹腔多处淋巴结肿大。考虑癌细胞扩散，诊其脉沉迟、舌体胖大质淡苔白，心口窝下及脐上区域明显向外膨出，腹部重度胀满，双下肢和脚背浮肿，触诊腹部有硬结。

患者骨瘦如柴、少气乏力，已不耐攻坚开破，理气药也有所不妥，西药强效胃动力药也是有害无益，患者属于本虚标实证，脾的生化气血、消化吸收、运化水湿的功能严重受损，此刻患者的脾胃就像老牛拉犁，本已虚甚，还用胃动力药和大剂理气药，这好比用鞭子不停地抽打，只会把牛累死，进一步损伤脾胃。

患者脾胃升降失司，运化不能势必导致胃气上逆、恶心干呕、痰湿潴留、瘀阻痞硬、腹部胀满，故用旋覆代赭汤和胃降逆、下气消痰、培补中气；慢性消耗性疾病导致患者阳气衰微故用参附温阳扶正；厚朴姜夏参甘汤健脾消胀散满除湿后真武汤温阳利水。

处方：旋覆花10克（布包），代赭石15克，旱半夏10克，生姜10克，红参6克，炙甘草6克，厚朴15克，茯苓20克，白芍12克，黑附片8克，白术12克。

药进3剂胀满大减，6剂食欲开、浮肿消，9剂腹部硬结已不明显。

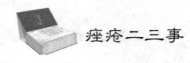

痤疮二三事

痤疮这个病就是我们大家常说的青春痘或粉刺，青春期患者较多，也可见于中年男女。它是毛囊皮脂腺的一种慢性炎症，皮损处多见于面颊、额部、颏部和鼻颊沟等迎面处，也可见于胸部、背部及肩部，初起为粉刺，有白头粉刺和黑头粉刺两种。此病虽属小疾，但是发病部位不雅，严重者像被毁了容一样，羞于见人，因此对患病者尤其是青少年患者的心理和社会交往影响比较大。一些患者采用输液、吃药、打针、内服加外用药以及面部微创手术，治疗效果不佳。我在临床上运用中医中药治疗效果不错，兹举三例以供大家参考。

2014 年 7 月 1 日，患者王某，女，26 岁，前来找我治疗她的痤疮，只见她口周、鼻颊沟和下巴上长满了暗红色黄豆般大小的痘痘，怎么治也治不好，眼看假期将至即将去省会郑州上班，可是这副模样和同事们见面挺难为情的，故求速效。

切脉双寸浮数，察舌尖红，晚上失眠多梦，考虑心肺郁热。

分析：心主血脉其华在面，肺主皮毛。今心火亢盛势必灼伤肺金，心火循经向面部透发，但因面部肺经所主皮肤之毛孔被心火所伤，故而行至此处停滞不前郁塞成痘。只有抓住这个病因病机才能取效，如果剑走偏锋、隔靴搔痒是不行的。

治法："火郁发之"，宜用麻黄宣散肺经郁热兼以开通毛窍，给病邪以出路，枇杷叶、桑白皮降泄肺火，蝉蜕之皮质轻上浮以皮制皮，当归、何首乌、丹参养血通络促进面部血液循环，连翘散结消肿、清心火，牡蛎潜阳、软坚散结，蒲公英清肺胃郁热，白芷引药达面部，陈皮理气通上下。

处方：枇杷叶 15 克，桑白皮 10 克，麻黄 3 克，蝉蜕 10 克，连翘 15 克，白芷 10 克，当归 10 克，制首乌 15 克，牡蛎 20 克，蒲公英 20 克，陈皮 10 克，丹参 15 克。3 剂。

患者直到 7 月 10 日下午才来复诊，面部痤疮已消失殆尽，上方继服 4

剂巩固治疗。

2013 年 5 月中旬，高三学生，患痤疮比较严重，额头、脸颊上长满了黑色的粉刺、病灶处硬结憋胀微痒，搔抓后有感染的迹象，下颌和脖子上尤重像粘上了黑色的围棋子；脉象洪大舌质黯红，经常熬夜休息不足、虚火上炎，加上学校周围食堂都是"麻辣烫"食之犹如火上浇油。因患者面临高考学习万分紧张，吃中药很不方便，我只好给他变通一下：嘱其每天用中药穿心莲饮片 10 克泡茶频饮。此药善入心肺二经，既可清热解毒又可消炎消肿抗感染，美中不足的是此药味道极苦，常人往往难以下咽，并且苦寒不太适合脾胃虚寒之人。高考结束后患者前来道谢，观其面部已恢复常态。

还有一例痤疮患者，是我刚业医时所接诊的一个患者，这个患者病情也比较重：面部、脖颈、前胸、后背都长满了痘痘，皮损的面积比较大。那时也没什么临床经验只知道套方用药，考虑可能是雄性激素分泌过多引起，径直用上了张志礼教授的金菊香煎剂：金银花 20 克，野菊花 12 克，黄芩 15 克，生栀子 15 克，桑白皮 15 克，地骨皮 15 克，全瓜蒌 30 克，熟大黄 10 克，香附 10 克，益母草 20 克。患者吃了 5 剂药没有任何效果，不愿意再喝汤药了，我当时也没多想，认为顽病还需慢医，就把上药制成胶囊让患者继续服用，半月后奇迹出现了，患者身上所有的痘痘都消失得无影无踪。

 探本求源——不要被病名所困惑

2013 年腊月，患者，女，40 岁，两年前得了气管炎久治不愈，现在身体状况越来越差，稍微有个风吹草动就感冒了，一感冒气管炎的症状就会加重。

刻诊：寸关细弱，咳嗽气喘，痰多、痰白味咸（肾在五味中对应咸。肝心脾肺肾，酸苦甘辛咸），所以辨证为：肺肾虚寒。

药用：熟地补肾纳气平喘，当归养血通络在肺肾之间搭建一通路引药归经，半夏、陈皮、茯苓、甘草和胃降逆，理气化痰。

二诊：病去大半，患者非常高兴，我说："你的病用寒凉药过多，阳气被戕伐，用激素药过多免疫力被抑制，人体抗病的正气被严重地摧残了，要想根治，还需要扶正祛邪从根本上调理数月方可。"患者亲身体验了中医的疗效，所以这次很配合。

思考：一则患者的脾胃功能很差，二则肺主气司呼吸，寸关脉弱，综合起来病之根本就是：脾肺两虚证。

药用：党参、白术、茯苓、芡实、莲子、薏米、扁豆、陈皮、山药、砂仁、甘草补脾肺之气；谷芽、麦芽，升降脾胃，桔梗、杏仁，宣、降肺气；诸药按比例配好后打粉制丸，每次开水送服 7 克，日 3 次，连服 2 个月。

半年后随访得知：药后患者的气管炎再也没有复发过。

 ## 中医之优势——治疗糖尿病并发症效果非常好

糖尿病并不可怕，只要合理用药，坚持运动，均衡膳食，作息规律，注重养生，顺应大自然，都能得到很好的控制。只要认真做好上述几点，糖尿病患者长达十几、二十年，甚至几十年，都不会出现大的问题。可怕的是糖尿病并发症，这个并发症是很厉害的，它可以导致：眼→眼底出血或失明、肾→尿毒症、肾衰、心脏→冠心病、心律失常、心衰、血管→脉管炎、脱骨疽、神经的慢性损害→四肢末梢感觉异常（麻木、针刺、锥扎、蚁走感）。

患者，马某，女，60 岁。刻诊：脉沉细涩、舌淡少苔，腰膝酸软、两膝以下困重导致上楼梯都成问题，双脚有针刺感，像被有人不定时地扎几下，两鬓角痛、口苦咽干、心情不好、老爱发火、烦躁易怒……

俗话说："人逢喜事精神爽。"当人遇到高兴事大喜事儿就会心气高昂、全身轻松、精力大增，"喜"在五脏中对应心，心脏其实就是一台发动机，当它动力十足时就会带动五脏六腑四肢百骸很好地运转，人体就会感到有精神。这个"喜"是心脏这个发动机的外在动力，那么内在的动力来源于哪里呢？来源于肝，木生火，肝有问题就会母病及子，肝是心脏的"加油站"，肝血不足、肝气郁结、肝木失常就会导致心脏这个发动机动力不足牵一发而动全身。

眼前这个患者既有肝郁的表现→心情不好、老爱发火、烦躁易怒，又有肾虚的表现→腰膝酸软、两膝以下困重导致上楼梯都成问题，还有血虚的体征→脉沉细涩、舌淡少苔以及少阳枢机不利、经络不通的表现→两鬓角痛、口苦咽干，最重要的是出现了糖尿病并发症→神经的慢性损害：四肢末梢感觉异常，麻木、针刺、锥扎、蚁走感。

病因病机搞清楚了，接下来我就用小柴胡汤和解少阳，用四逆散疏肝健脾、调畅气机，用四物汤来补血行血，用熟地、枸杞、何首乌滋补肝肾，用当归、白芍、何首乌补养肝血，用麦冬补金生水兼兹肾阴，用秦艽、木瓜、当归、川芎来通经活络。

处方：红柴胡 10 克，半夏 6 克，南沙参 15 克，炙甘草 6 克，黄芩 10 克，枳壳 12 克，白芍 10 克，熟地黄 15 克，当归 10 克，川芎 10 克，秦艽 12 克，枸杞 15 克，制首乌 15 克，麦冬 10 克，川木瓜 10 克，生姜 8 克，陈皮 12 克。6 剂。

药进 3 剂患者心情舒畅、双脚针刺感消失，6 剂药后诸证皆平。

随访患者得知：药后至今感觉一切良好！

 顽固性偏头痛治验

偏头痛是临床上一种常见的疾病，表现为头部一侧额颞部搏动性头痛，轻微的偏头痛经休息后大多能够自行缓解，但是一些特殊的顽固性偏头痛往往缠绵难愈，一旦发作常伴随恶心、呕吐、畏光、畏声、出汗、全身不适等神经激惹症状，致使患者无法正常活动、工作、劳动，生活质量严重下降。

这种病的病因大体有内因和外因两种。

内因大多与家族史遗传有关，女性多于男性，女性多数在青春期发病，月经期易发作，这与内分泌和代谢因素有一定的关系。

外因和寒冷空气的刺激、过度劳累、精神紧张、情绪波动、经常熬夜、睡眠不佳等有关。

患者，郝某，突发右侧额颞部偏头痛——坐卧不能，痛苦难耐，急到医院检查脑部无器质性病变，用了几天药后不缓解，故转来我处中药治疗。

分析：患者发病正处农忙时节，其种了几十亩庄稼，偏偏天公不作美，时阴时晴，所以非常担心即将到手的果实烂在地里，忧心忡忡、食不下、睡不好，再加上早出晚归，感风冒寒地抢收忙种，故没多久他这个偏头痛的就发作了，想着地里的农活，患者是痛在头上急在心里，越是挣扎着想去干活越是痛的厉害，这种精神刺激无形中加重了病情。

考虑患者既往有肝肾阴虚肝阳上亢的病史，肝藏血、调畅情志，这种肝血亏虚的内因就会导致筋脉失养，神经缺乏营养从而使其支配血管的能力下降，神经就好比中医上讲的"气"，气为血之帅、血为气之母，气行则血行、气滞则血瘀，不通则痛，再结合风寒侵袭，寒性收引主痛，病灶处的神经受寒会冷缩而痉挛，精神紧张、过度劳累、休息不好的外因及其"头为诸阳之会"，肝阳上扰阳位，这些因素就会导致血管神经性偏头痛。

治疗：①患者的首要症状是痛得难以忍受，所以我们就有必要用川芎、细辛、白芷、白芥子、白芍这些温经通络、祛风散寒、缓急止痛的药物来止痛；②用生地、黄芩来滋肾阴清胆火并可防止上述温燥药伤阴；③用酸枣仁、当归、丹参、夜交藤来养肝、宁心、安神；④用石决明平肝潜阳；⑤偏头痛属于少阳经的循经路线，所以用柴胡引药入经，佐甘草与黄芩暗合小柴胡汤之意，从而起到疏利少阳枢机的效果。

处方：川芎30克，细辛10克，白芷15克，白芥子8克，白芍30克，生地40克，黄芩15克，炒酸枣仁30克，当归15克，夜交藤30克，丹参30克，石决明30克，柴胡10克，甘草10克。

3剂，1剂大轻，3剂后基本治愈，继服3剂巩固治疗。

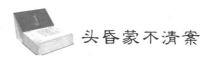 头昏蒙不清案

吴某某，男，32 岁，每天上午头昏蒙不清月余，且全身疲倦、双下肢困重、脘腹微胀。近期愈发加重头重头沉，2014 年 8 月 10 日就诊时以手扶额，自述大脑思维迟钝昏昏欲睡，无法正常工作。

刻诊：脉沉缓无力、舌体淡白胖大、苔薄白多津，详询得知：因工作原因每天早上饮水五六百毫升，上午下午晚上也多次饮水。

综合考虑为：湿邪困脾，水饮挟湿上冒清阳证。

处方：泽泻 30 克，白术 15 克，2 剂药后证大减。

按：此患者的病因病机是湿邪上蒙清窍，清阳不升，浊阴不降。天下雨时，雨水落在地上都能通过土壤很快地吸收排掉，这个土就和我们人体的中央戊己土之脾土一样可以运化水湿。当水灾泛滥时面对大量的水，土（脾）的功能明显不足，这就导致水液潴留，这些水经过升发就会在明朗清澈的天空中遮云蔽日形成浑浊之气，换言之即人体脑之神明就会受到干扰，从而清窍郁塞昏蒙不清。

治疗就用泽泻单刀直入、直通上下利水行饮，白术健脾制水，标本兼治，又因本例患者无中阳不足水气凌心的症状，故不用苓桂术甘汤之桂枝甘草辛甘化阳温化水饮。

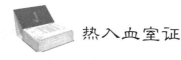 热入血室证

唐女士，自述每逢经期嘴唇上就会出一些绿豆大的溃疡疼痛难忍，额头上、脸颊上也会出一些小红疙瘩，月经量少有黑血块且经期短暂只有两天，月经干净后的第 3 天病灶会自动慢慢消失，周而复始，输了很多水，吃了很多药都不能得到很好的治疗。

详询得知该患者日常心情不好、易发脾气，有经期外感的病史。

综合考虑辨为：热入血室证。

热入血证，是患者在外感病时来了月经或患者月经刚刚干净就得了外感病，这时血室空虚外邪乘虚而入，化热与血相结所导致，它可以使肝经和少阳胆经出现病变，譬如肝经的气滞血结、少阳的枢机不利，肝胆疏泄失常后患者就会出现一系列的情志方面地临床表现。

《金匮》云："妇人中风七八日，续来寒热，发作有时，经水适断，此为热入血室，其血必结，故使如疟状，发作有时，小柴胡汤主之。"

故用：小柴胡汤和解少阳，四逆散疏肝理气、发散郁热，四物汤养血祛瘀，炒栀子色黑入血清热除烦，菟丝子、泽兰调节内分泌，香附、鸡血藤调经。

处方：柴胡10克，旱半夏8克，党参10克，甘草6克，黄芩12克，枳壳15克，熟地15克，当归15克，白芍15克，川芎10克，炒栀子10克，菟丝子15克，泽兰10克，香附10克，鸡血藤30克。6剂，嘱其经前10天开始用药。

复诊，喜形于色，言：本次月经没有发病且心情舒畅，周身感觉良好，请求巩固治疗。

上方继服6剂。

 不治咳而咳自止

曾某某，男，6岁，患咳月余，始在附近诊所输液3天，咳不见轻，接着到另一家诊所输液4天咳加重，又到医院诊断为毛细支气管发炎花费两千多元仍无法治愈。

2014年8月15日转来我处，刻诊：脉沉迟、舌淡苔白、便溏、纳差，问诊：患病前至今每天都吃雪糕、喝冷饮……

诊断为：脾肾阳虚证。

处方：干姜5克，党参10克，白术10克，炙甘草6克，黑附片3克。

患儿服药当天咳嗽即见好转，4天后愈。

治疗思路：患儿之咳嗽缘于过食寒凉损伤脾阳引起，医者又过用寒凉：双黄连、炎琥宁、清开灵、多种高效抗生素等寒凉的注射剂，进一步戕害脾阳导致寒入骨髓形成脾肾阳虚。

我们夏天用空调制冷，冷气会慢慢由局部向整个房间扩散，冬天用空调制热暖气会弥散至房间的各个角落；喝一杯冰镇矿泉水会周身凉爽、喝一杯热茶会遍身暖洋洋；同理当我们的脾胃吸收了寒凉之气后，它所输布的水谷精微就附带着这些寒邪向全身慢慢扩散，"土生金"这其中影响较大的要数肺脏，这些寒邪伤了肺阳，阴是物质基础，阳是功能活动，这就影响了肺的宣发肃降的功能，从而产生咳嗽。

今用干姜入足太阴脾经兼手太阴肺经温散寒邪，党参、白术、炙甘草补土生金，黑附片补火生土，诸药直达病所，故获佳效。

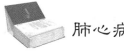
肺心病、右心衰竭

卢某某，既往病史：高血压、糖尿病、冠心病；这次因糖尿病并发肺部感染住院治疗，医院确诊为：肺心病、右心衰，给予抗感染、利尿药治疗10天，效果不佳，2013年9月20日转诊我处。

察：病人双下肢重度凹陷性水肿，呼吸喘促，阵发性咳嗽吐黏痰，问诊得知：患者步行百米就感到气不接、心悸，晚上咳嗽加重，大多时候不能平躺，背靠床头半卧位休息。

分析：肺部有炎症就必然有炎性渗出物，这些病理产物影响了肺脏正常的生理功能导致肺瘀血、肺水肿，这样又使右心回流不畅，进而形成体循环瘀血。

治疗思路：患者虽已住院抗感染10日，炎症已消，但是肺部有形之病理产物却没有得到有效地清理，故而其证不减，因此只有抓病根儿选效药方可奏效。

用药：葶苈子、桑白皮，直入肺经泻肺平喘。苏子、杏仁，降肺气。橘红、川贝母，化痰止咳。气下湿亦下，莱菔子通腑下气、畅通气机。另加大枣几枚，暗合葶苈大枣泻肺汤之意。

效果：1剂即知，3剂大效，6剂速愈。

随访：患者安然无恙，欣喜之余即刻载录于此。

打破常规治溃疡

张女士突患胃脘痛，空腹时尤甚，有时痛如刀割，医院做胃镜检查确诊为十二指肠溃疡；主治医生给她开了阿莫西林、雷贝拉唑、果胶铋、溃疡胶囊、七味胃痛胶囊、参松养胃胶囊、伊托必利颗粒，吃了1周效果不佳，转中医治疗，一老中医给她开了3剂药，吃了1剂疼痛加重，余药弃之，并且责备有加。

2014年8月6日转诊我处，刻诊脉沉弦，苔黄，触诊腹部压痛点偏于右胁下；问诊得知：经常发火、生气、其母瘫痪、其父偏瘫，俱已高龄，饮食二便不能自理，俗话说："久病床前无孝子"，难免……

此病属胆热不降，肝气横逆，热结胃中，灼伤胃膜。治宜大柴胡汤化裁，药用：柴胡、枳实、白芍、甘草、郁金疏肝利胆。乌药、香附条畅中焦气机。公英根、蒲公英解毒消肿生肌。海螵蛸收湿敛疮。丹参养血祛瘀。金铃子散疏肝泄热、行气止痛。

处方：柴胡15克，枳实12克，白芍24克，甘草10克，郁金12克，延胡索15克，川楝子15克，乌药10克，香附10克，公英根15克，蒲公英20克，海螵蛸15克，丹参20克。6剂。

1剂痛止，继服12剂，复查病愈。

按：治病应该找找疾病的根本所在，假如见到溃疡就公式用药：制酸、止痛、消炎是不行的，只有辨证施治才是正确的治疗方法。

孙刘联盟破曹兵

毛某，问诊：口苦咽干、双鬓角痛、胸胁苦满、心胸憋闷、气短乏力、心慌心悸，数月前有心肌梗死病史，前段时间正值秋收季节，抢收忙种、过度劳累以及家庭不睦多日生气而诱发上述症状。切诊：脉沉迟，缓而时止，舌质微红、舌苔薄黄。

考虑：心肌梗死是由于冠状动脉闭塞，血流中断，使部分心肌因严重的持久性缺血而发生局部坏死。传统观点认为心脏受损所导致的心肌细胞是不可再生的，所以心肌梗死患者恢复期数月内会出现心力衰竭、心绞痛、心律失常等后遗症，这些证候大多会因经常熬夜休息不充分、吸烟饮酒、过度疲劳、情绪激动、生闷气而发作。这个患者既有少阳不和、肝胆枢机不利、肝气郁结、肝郁化火的表现，又有心气虚、心阳不振的证候。气行则血行、气滞则血瘀，气滞后血液循环不畅则心肌供血不足；心气虚、心阳不振、胸中宗气运转无力则胸闷气短。

这两条是主要的病因病机，需要双管齐下同时解决。所以我用小柴胡汤和解少阳，瓜蒌、薤白、枳壳、苏梗、宽胸理气，栀子、淡豆豉清宣胸中气机，栀子、黄芩清肝胆之热，炙甘草培中，白参大补元气、复脉固脱，丹参养心通脉。另用桂枝甘草汤温通心阳，配合上方联盟用药。

处方：①柴胡 10 克，半夏 8 克，白参 10 克，炙甘草 10 克，黄芩 10 克，瓜蒌 20 克，薤白 15 克，枳壳 10 克，苏梗 10 克，栀子 10 克，淡豆豉 10 克，丹参 20 克。3 剂，每剂药加水 1500 毫升，煎取 800 毫升，早晚分温服。②桂枝 8 克，炙甘草 8 克，熬茶喝，上午一杯，下午一杯。3 包。

复诊，诉说：上次药后病就好了。

按：此病属八纲（阴阳表里寒热虚实）之里证，不是表证，姜枣调和营卫，易于走表，故不用。因前方内有清热药会影响桂枝的温通之性，再者若加味过多就不能力专，就不叫桂枝甘草汤了，故分开单用效果要好得多；而少阳证临床上可以有太阳少阳合病、少阳阳明合病、少阳太阴合病等，所以小柴

175

胡汤是可以灵活加减应用的。干中医要多实践哦！

多发性口腔溃疡治验

口腔溃疡是一种临床上比较常见的疾病，多发于口颊、舌边、上腭、齿龈等处，溃疡面上有白色或者灰白色，呈小圆形的坏死病灶，周围红肿作痛，往往导致患者食欲缺乏或采食缓慢。轻微的口腔溃疡补充点维生素、吃点消炎下火的药很快就能愈合，但是顽固性复发性口腔溃疡不仅患者很痛苦，而且医生治疗起来也很棘手。前不久我治好了一例重症多发性口腔溃疡，因为我采用的不是常规的治疗方法，所以有必要拿出来和大家交流学习一下。

2014 年 11 月 7 日早上，王老太来到我的诊室，只见她的嘴巴上边人中附近的皮肤明显的有些浮肿，说话也有些困难，断断续续地说，她的舌尖舌边、上腭、口颊、口角都出了一些小溃疡，说话、进食时疼痛难忍，并且感到上焦火很大，治疗多日不好转。

"再兼服药参机变"，我没急着诊病，先了解她的治疗经过、用药详情，基本上所有的治疗口腔溃疡的办法都用上了，包括甘草泻心汤、维生素 B_2、抗生素等。

前车之鉴使我不得不采用一种新的思路去给患者治疗，否则就是重蹈覆辙。

大自然升降浮沉，春生夏长，秋收冬藏，每当季节交替的时候，由于外界环境的改变和气温的骤然变化，直接干扰了人体气机的变化，一些体质弱的人或本身就有某些疾病的人，他们的机体功能往往不能随着变化而变化，由于不能在短时间内很快调整过来而产生病理性的变化。

我们这一区域甲午年夏季持续干旱，五行之木、火、土、金、水，对应四季之春、夏、长夏、秋、冬，夏火燥烈之气势必灼伤秋金，这样秋季来临后秋金就不能很好地收敛直接导致相火不降，这种疫疠之气使我们这里高热、感冒、燥咳、红眼的疾病在一个特定的时间段里集中暴发，这是往年所没有的，也是很少见的。

患者就是由于"天人相应"的缘故，体内相火不降而发病，《圆运动的古中医学》："火，阳气也。地面上为阳位。三气之时，地面阳气盛满，经暮夜空气之凉降，降入地面之下……地面之下所得阳气不多。天人之气，中下为本，中下所得下降的阳气不多，故称少阳。此盛满地面的阳气，能往下降，以生中气，则上下交济，有如相臣之子，故称相火。此相火，即本年太阳直射地面的光热也。"

凡夏秋季节交替之际，人发病者，大多属少阳相火不降之病。金气充足，火随金降，则相火不病。木气充足，甲木下降，则相火亦不病也。

秋金凉则气通，秋金热燥则气结，故用：天冬、麦冬、山药滋润肺金以恢复金的功能，用枳实、枇杷叶降肺胃之热助肺金从右边向下降，这样相火就会随之而降；用生地、熟地滋肾水以养肝木，用茵陈生发之性助肝木从左边上升汲水清热。张锡纯《医学衷中参西录》："茵陈为青蒿之嫩者，得初春少阳生发之气，与肝木同气相求，泻肝热兼疏肝郁，实能将顺肝木之性。"用黄芩清上焦之热；用炙甘草、神曲、山楂以助脾运恢复中轴之运转；用肉桂引火归元。

处方：山药 15 克，炙甘草 10 克，天冬 10 克，麦冬 10 克，生地黄 10 克，熟地黄 10 克，茵陈 20 克，黄芩 10 克，枳实 10 克，枇杷叶 15 克，肉桂 3 克，神曲 15 克，山楂 15 克。

6 剂愈。

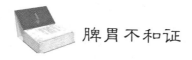

脾胃不和证

胃脾相连五行属土位居中焦，主受纳、腐熟水谷，主运化水谷精微，共同承担着化生气血的重任，是"后天之本"，是"气血生化之源"。《明医指掌》："脾不和，则食不化；胃不和，则不思食。脾胃不和则不思且不化。或吐，或泻，或胀满，或吞酸，或嗳气，或恶心。"

脾胃功能的失调一方面是由于脾胃自身的病变，另一方面是由于其他脏腑的影响，《素问·保命全形论》："土得木而达。"可见脾胃的升降赖于肝的疏泄。肝在五行属木，肝失疏泄后可以木不疏土导致脾失健运，可以木横克土导致胃失和降。

陈女士由于长期忧愁、疑虑、悲伤等情志变化导致肝气郁结、肝失条达、肝失疏泄，而出现两肋下亢胀不适，不思饮食，胃脘痞闷，脉左关弦右关郁塞，舌淡苔白。

药用：当归、白芍养血柔肝，柴胡、郁金、香附疏肝理气，党参、白术、干姜、茯苓、甘草健运脾土，神曲、山楂、陈皮、枳壳和胃降逆。

处方：当归 12 克，白芍 12 克，柴胡 12 克，郁金 10 克，香附 10 克，茯苓 15 克，白术 12 克，炙甘草 8 克，干姜 3 克，陈皮 18 克，枳壳 15 克，党参 15 克，神曲 15 克，炒山楂 15 克。

3 剂病去大半，继服 3 剂巩固治疗。

笔者按：患者屡次更医而不效，我用逍遥散疏肝健脾，橘枳姜汤调畅中焦气机，一横一纵囊括病机，故效尔。

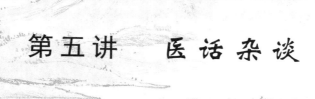

第五讲 医话杂谈

> 这些医话是作者的临床随笔，其不拘格式，不同于以往枯燥乏味呆板的医案，妙趣横生、生动活泼，就像说家常话一样通俗易懂，便于理解，对于初学者来说有一定帮助。

 ## 小剂量附子中毒及解救

患者李某，女，55岁，打电话来说服中药后头晕，像喝醉酒一样，我叮嘱她不要出门，在家休息多喝开水，先观察一下，有什么情况及时和我联系。约一刻钟又打来电话说嘴麻、脸颊僵有些木木的感觉，紧接着双上肢麻木有点儿不听使唤……

推断是附子中毒，应该马上解救越快越好。

我在电话里指导患者用示指猛捣自己的咽喉部，直到呕吐为止，吐后赶快咀嚼大块生姜，把姜汁咽下，在嚼生姜的同时取绿豆半碗、甘草一大把，大火浓煎，若没甘草可以先熬绿豆，喝绿豆汤，待甘草买回来后甘草绿豆合一起再煎再喝。

患者很快就恢复正常了。我翻开她的处方看了看，附子只用了6克，应该不会中毒吧。为了弄清事情的原委，我决定以身试险，取来附子6克煎了20分钟，喝下多半碗，很快出现上述症状，越来越重，但是我还是坚持着认真体验，最后感觉承受不了了才用上述解毒方法。

乌头、附子猛于虎啊，大家不可不慎！

阴囊肿大、阴茎水肿、阴茎阴囊奇痒验案

2005 年 7 月 22 日，患者袁某，自述阴囊肿大，行走不便。

刻诊：舌脉无异常，其他方面都正常，找不到原因怎样去治疗呢？每当遇到这种情况我就会去背我们中医的拿手戏——十问歌，一条一条地去排查。

十 问 歌

一问寒热二问汗，三问头身四问便，

五问饮食六胸腹，七聋八渴俱当辨，

九问旧病十问因，再兼服药参机变，

妇女尤必问经期，迟速闭崩皆可见，

再添片语告儿科，天花麻疹全占验。

当背到"九问旧病十问因"时，我问患者最近有无外伤史？患者先说没有，接着又说前几天干活时大腿上擦破了一块皮，皮外伤应该无大碍；但是"再兼服药参机变"，这句话使我立马有了灵感：在农村，人们有皮外伤时，习惯在伤口上撒些药粉用来促进伤口愈合，特别是市售外用药磺胺消炎粉，有些人对此过敏。想到这里我就观察患者伤口，发现上面果然撒了一些黄色的药粉，经询是呋喃西林。印象中呋喃西林粉可引起阴囊肿大，为慎重起见，我还是查阅相关的文献资料予以证实。

病因明确后，特效专方也就该登场了。

处方：①千里光 100 克，苍术 30 克，野菊花 60 克，艾叶 50 克，煎汤趁热熏洗，温时则清洗、连续多次，冷却加温后可重复使用，日洗不少于 5 次。②新鲜的红蚯蚓 10 条（洗净切成小段），白砂糖 10 克，冰片 5 克，上三味放在一个

密闭的玻璃瓶内,可以自动融化为汁,用消毒棉签蘸取此液抹患处,日3～5次。

　　患者用药当天病就轻了许多,3日痊愈。

　　2006年4月3日下午,陈婶求诊:5天前给孙子洗澡时发现孙子的阴茎有些肿,在当地输了几天液,病情没能控制,现在阴茎肿得跟擀面杖似的,压迫尿道尿不出尿来,小孙孙憋痛地哇哇直哭。由于病情紧急我就让她直接用上方治疗,可以说是速效,一日即愈。

　　2007年秋,王某来我处治疗阴茎阴囊瘙痒无比证,自述:吃了很多药,如氯雷他啶、西替利嗪、赛庚啶等,也包括中药、外用药等,仍不能治愈。

　　患者的脉舌无异常。既然不是内因就找找外因吧。我问患者你干什么工作啊?他说以前一直搞建筑,最近两个月在三合板厂里粘板子,待遇变好了,活儿轻工资高,但没干多久就得了这个病,把挣来的钱都花光了。听到这里我就知道患者的病是怎么回事了,患者是对车间里那种蒸腾的胶气过敏啊!必须立即辞工或者变换工作环境,同样用上方几天就把他的病给治好了。

　　这个专治多种阴茎肿大、女阴肿大,特别对外源接触过敏有特效的方子,是我多年前在一个卖旧书的地摊上发现的,具体书名记不清了。书中方解是:苍术燥湿清热;千里光、野菊花清热解毒、抗炎、抗过敏、杀菌;艾叶温通经络、散寒止痛、外治皮肤瘙痒;红蚯蚓清热镇痉入肝经,现在药理研究有局部麻醉作用,与冰片共奏止痛防腐之功;白糖清凉泻火解毒。又因阴肿之疾乃湿热或邪毒引起为多,故此二方能立奇功也。

　　看后觉得有道理,就找来笔和纸蹲在那里把这个方子抄了下来,闲时备下,忙时用。当个医生除了把院校教材学好外,还应该熟记数百个汤头歌诀,并且要博纳土单验方、民间偏方,不拘一格兼容并收,才能应付千变万化种类繁多的疾病。我就是这样学的也是这样做的,所以收益颇多。

 这个久泻真难治

　　患者李某,男,58岁,患腹泻四处求医,历时数年不能根治。他这个腹泻的特点是：每天溏便 2 ~ 3 次，尤其是早上的那次大便，一年 365 天几乎没有间隔过，便前肚子里咕咕噜噜的，便后胃里空闹闹的，明显感到接不住气，身上困乏无力，余无不适，脉舌尚可。

察其厚厚的一摞病例、处方治疗方针，或从寒湿中阻、或从大肠湿热、或从肝郁脾虚，或从脾肾阳虚等等，甚至想到了傅青主的"阴虚下陷所导致的脾泄，岁久不止或食而不化或化而溏泄"，百法皆备一效难求。

分析：①脾主运化水湿，患者有明显的脾气虚的现象，所以用人参、黄芪、白术、山药、炙甘草、砂仁健脾益气助脾运化，少佐陈皮补而不滞。②小肠泌别清浊主吸收，故用炒薏苡仁、茯苓、莲子肉、炒扁豆、芡实，渗湿、收敛促进小肠的吸收。③很重要的一条，因腹泻年久肠道皱褶里边积聚了大量的污秽，其覆盖在肠黏膜上极大地破坏了肠黏膜的吸收功能。《金匮要略》记载的排脓汤中的桔梗一物就有很好的推陈致新、祛腐生肌的功效，对肠黏膜功能之恢复首屈一指。

精选地道药材研极细粉，米汤调服，每服 10 克，日 3 次。

1 个月无效、2 个月无效、3 个月小效，半年大效，13 个月痊愈不留一丝症状，追访 5 年无复发。

让人挺不好意思的痒咳

青年患者吴某，半月前感冒引起咳嗽，不定时发作，接连不断地咳。2014 年 1 月 22 日来我处诊治。

患者刺激性咳嗽，多日来不见好转。

痒者风也，咳嗽的分泌物稀白带一点胶状的黏稠物，致病因素应该是风和痰涎作祟，只要抓住这两个主证，其病就能迎刃而解。故用荆芥入肺经祛风解表，防风通治一切风为风病主药，半夏、陈皮、茯苓化痰除湿。

处方：荆芥 20 克，防风 10 克，旱半夏 10 克，陈皮 20 克，茯苓 20 克，甘草 6 克。

电话追访，3剂病除。

亲身体验麻桂剂之威力

我因工作过于劳累，夜间有患者就诊，大冬天的天很冷，再加上不时起床，故患感冒，2013年12月16日下午4点多发热，体温38.5℃，吃了安乃近退热，次日晚上又发热，口腔上腭干痛，恶寒全身也困痛得厉害！

处方：葛根10克，麻黄4克，桂枝4克，白芍4克，炙甘草3克，白术8克，附片3克，生姜5片，大枣5枚。

当时是这样想的：昨天吃了安乃近发过汗，所以现在用小剂量微发其汗，因有内衣湿透汗出伤风的病史，所以加白术祛湿，因素体阳虚，卫阳出自肾阳，故加附子温肾阳，术附相合对一身尽痛效果是非常好的。果然如此：服药后过了一阵儿，口腔上腭就不痛了，身上暖烘烘的，一夜安睡。早上五点多起床，把药渣又熬了一次，喝后身上、头上、鼻尖上都出汗了，舒服得很。眨眼间6点到了，我又该去打太极拳了，也知道正出着汗是不可以再迎风的，但长期的习惯养成，我还是坚持打拳。寒风凛冽，霎时身上的汗就被闭住了，口腔上腭紧接着痛开了，刀割似的痛。

18日明显地感到病重了，上午9点多体温38.2℃喝了布洛芬，下午还在发热，又吃了安乃近，到晚上7点多还是发热，并且感到嘴干微渴，莫非有转变温病的趋势，我用银翘散加减并加石膏熬后喝了一次睡下后，被窝怎么也暖不热；手脚凉得像冰疙瘩，加穿了保暖衣睡还是冷，更难受的是鼻塞鼻腔内堵得厉害，通气受阻，只好用嘴呼吸，难受得没法子，只好起床再次抓药、熬药！

处方：麻黄9克，桂枝6克，炙甘草3克，杏仁10克，苍术10克。服药后约半个小时一股股暖流涌上身来，鼻子也通了。19日早上7点，身上微汗，赶紧喝了碗粥，遍身徐徐汗出，一量体温36.8℃。

此次亲自见证了经方麻桂剂的威力，治疗感冒速度之快、效果之好，令人叹服！

 ## 治病应找到疾病的根本所在

郑某，女，36岁，因婚变，多日哭、闹、怒、恨、悲、气而生病。

刻诊：自述饿得快，胃里空闹闹的嘈杂，每天发作数次，吃饭时却食不下，两胁下闷胀，晚上失眠多梦，脉弦数。

这个病乍一看，既有胃火又有脾虚的表现，许多医生着眼于此，没有抓住问题的根本所在，治疗失败也就在所难免。其实这个病的核心是肝气郁结，肝是整个疾病的枢纽：肝→脾，肝旺乘脾影响脾的运化功能，故食少腹胀；肝→胃，肝郁化火肝火侵胃，胃火旺，故消谷善饥；肝→心，木生火导致心中烦怒、夜寐不安，牵一发而动全身。

理清了思路，治宜：

【君】当归、白芍、柴胡、薄荷养肝柔肝、疏肝解郁。

【臣】栀子、牡丹皮清心肝之火。

【佐】白术、茯苓健脾，石膏清胃火。

【使】甘草调和诸药。

方药：当归15克，白芍15克，柴胡15克，薄荷12克，栀子12克，丹皮12克，白术10克，茯苓10克，甘草6克，石膏20克，生姜8克，大枣6枚。

疗效：1剂中的，3剂根除。

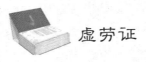 ## 虚劳证

2013年10月12日下午，"还是你的药见效！三剂药服完，治了1个多月不见起色的病基本上好了……"患者复诊时说。

2013年10月8日，患者找我看病，当日天气温度30℃，患者仍上身穿

着秋衣、保暖衣外加一件夹克，下身加穿秋裤（望诊内容）。自述收秋庄稼时累着了，并且有点感冒，治了一个多月不见起色，现在食欲差、肚子胀、头晕、身困乏力，干活没有力气，早晚见凉气后打喷嚏、恶寒，肚子喜温喜按。

诊：脉细弦，舌淡苔白。

辨为：虚劳症。

拟：温中补虚。

思路：抓住病机，围绕虚字、寒字下手。用小建中汤温中补虚；土虚不生金，肺气不足，卫阳亦虚，用黄芪补气固表；卫阳出自肾阳，少佐附片以助卫阳兼补脾阳；用当归合黄芪补气养血；党参、白术配枳壳、木香补脾降胃，补中有疏、补而不滞；更加仙鹤草以助药力。

处方：桂枝 9 克，白芍 18 克，炙甘草 10 克，饴糖 30 克，党参 10 克，黄芪 20 克，当归 10 克，炒白术 10 克，附片 5 克，枳壳 15 克，木香 10 克，仙鹤草 30 克，生姜 8 片，大枣 8 枚。3 剂。

 学了就要拿来用

　　著名中医专家、博士生导师沈绍功先生曾说，"一些学生跟着他实习那么多年，光抄方子就抄了两三年，但是来个病人你让他独立应诊一下，他却一副茫然若失、无从下手的样子……"这里边就牵扯到"学以致用""学而会用"的问题。回想起我刚学医时何尝不是如此，记了厚厚十几本笔记，却很少用，即是用也根本不会融会贯通灵活运用，学了不用就是白学，反思后注重学用结合。

　　2013 年 7 月的某天早上，患者韩某，光着膀子、痛苦地呻吟着求诊，望诊见其右侧胸、右腋窝、右背部，前至胸骨旁、后至脊柱右侧长满了密密麻麻的疱疹，腋窝部更甚，成簇成簇地簇集着黑褐色、蝌蚪、鱼子般的小疱疹。

　　患者自述：病发于 3 天前，当时患处像针刺、刀割、火烧样疼痛，急到附近诊所输液，上午输 3 瓶，疼痛不减，下午接着又输 3 瓶，疼痛还是没有缓解，一到晚上坐卧不安、痛不可忍。治疗3天，内服的药、外抹的药，加上输液三管齐下，病势有增无减且发展迅猛，疹子越出越多。听老人们说这个病叫"缠腰火丹"，若不能及时控制，"蛇头"与"蛇尾"一旦相接，就会毒气攻心，到那时神仙也救不了！

这种病现代医学称为带状疱疹。

因患者的主要症状是疼痛剧烈，急则治其标，我先用老师教我配制的"中药乐肤液"均匀地涂擦患者的病变部位，其痛立止。

昔日读孙一奎《赤水玄珠·医旨绪余》，载有瓜蒌、红花、甘草汤治疗胁间疱疹剧痛，与此病位相投，正好拿来一用。我给患者开了：瓜蒌50克，红花10克，甘草6克，让其煎汤频饮。

学西医《病理学》得知带状疱疹是由水痘、带状疱疹病毒感染引起的，该病毒具有亲神经性，可以导致神经发炎而产生剧痛，所以给予抗病毒治疗是很有必要的。我用一组阿昔洛韦（抗病毒药）注射液给病人输液，另一组加了西咪替丁针和维生素B_6针。《药理学》中介绍西咪替丁有抗病毒作用，并且能有效防止其他药物引起的胃肠道反应，维生素B_6可以很好地治疗异烟肼、呋喃唑酮等药物所引起的神经炎，所不同的是这里是病毒所引起的神经炎，原理都是一样，可以灵活运用。

病情360°的大转弯，一天好过一天，第5天时患者诉说：口苦、小便比较黄、食欲欠佳，诊之：头蒙目赤、舌红苔黄，脉弦数有力。看文献资料得知，常有人用龙胆泻肝汤治疗带状疱疹效果不错，此证刚好符合。故处：龙胆泻肝汤加建曲、麦芽，3剂，药到证除。

患者病很快就好了，但是半月后又来报告说有了新情况，原来的病变处有时隐隐作痛，时有时无，有时白天好好的正在干活，突然来了肩膀困僵，影响做工，有时晚上睡得正香，突然地扎几下。

早在意料之中的后遗症来了，揣摩患者病灶处病损比较大、经络不通、瘀血阻络，就用中医泰斗邓铁涛《论医集》所载的一个方子：蒲黄20克，五灵脂20克，冰片10克，共研细面，发作时服3克。这个方子有祛瘀通络的功效，效必预期。

关于小柴胡的方证对应

（1）某女患者，患病后吃中药很多天，效果平平，转来我处，诊知：口苦咽干、头昏蒙不清、默默不欲饮食。处：小柴胡汤，2剂速愈。另一女患者，感冒后西药越治越重，无奈转求中医一试，诊知：口苦咽干、寒热往来、食欲极差。处：小柴胡汤，2剂速愈。

（2）2013年8月28日，某高二学生，在同学的搀扶下求诊，自述前几天感冒在校门口某诊所输液，今天突然双眼昏花、视物不清。处：小柴胡汤，2剂速愈。

（3）某患者，左胁下痞硬，吃了一大堆中药也不管事儿，转来我处，用小柴胡汤去大枣加牡蛎，几天后痊愈。

（4）2013年8月31日，患者吴某感冒后1周双耳鸣，晚上躺在床上枕边似有蝉鸣，白天也感到两耳内一轰一轰的，且闷胀很不舒服。问知：口苦咽干。处：小柴胡汤，2剂速愈。

（5）某患者感冒输几天液后，左耳憋胀，如有物隔，听力下降，治疗月余不效，准备去省城大医院治疗的头天晚上来我处咨询，为其开了小柴胡汤加丹参、三七、冰片。当晚服药，凌晨奇效，遂不再去省城，尽剂而愈。

《伤寒论》小柴胡汤条文："伤寒五六日，中风，往来寒热，胸胁苦满，嘿嘿不欲饮食，心烦喜呕，或胸中烦而不呕，或渴，或腹中痛，或胁下痞硬，或心下悸、小便不利，或不渴，身有微热，或咳者，小柴胡汤主之。"又云："伤寒中风，有柴胡证，但见一证便是，不必悉具。"

我经过临床实践后，果真如此。

 逆向思维之：滋阴也可退腻苔

某患者，男，30岁左右，自述2个月前到某医处治疗牙衄（牙龈出血），出血非常重，昼轻夜重，每天早上醒来就会感到满嘴的血腥味，因其大便干结，如厕困难。处方：大黄15克，枳实12克，厚朴15克。用药后没改善，改为：大黄30克，枳实15克，厚朴20克。用药后大便还是没有好转。更医：让其服知柏地黄丸。谁知服了一段时间，胃脘有点儿痞闷、食欲明显下降，舌苔也变厚了，越来越腻，自感舌体很不爽，用小刀刮下去很快就会长出来。无奈只好接着治疗他的舌苔厚腻。医者仅仅着眼于"湿"，从"湿"上下功夫：芳香化湿、苦温燥湿、温阳祛湿、淡渗利湿等等，治来治去，效果不佳。

　　吾诊之：脉细数、口微干、大便干、小便量少色黄，仔细询问得知：去年报考公务员，为了考试发疯般玩命式地学习——白天上班晚上学习，只睡4小时……考试通过了，身体垮了。将近一年的每天熬夜，就像灯油一样，熬的时间长了油就越来越少，大耗真阴，五脏皆分阴阳，皆可阴伤。阴是物质基础，阳是功能活动，五脏阴虚直接导致其功能下降。

　　辨析：肺阴不足肺功能下降，通调水道失司，再者肺朝百脉，这些就会导致身体里某些部位血管与组织间的水分交换失去平衡，瘀积停留，就像下水管道堵塞了一样。所以我这里要用麦冬补肺阴；脾阴不足脾功能下降不能很好地运化水湿，就需要用麦冬、生地黄，恢复脾这个"管道工"的功能，以达到疏通"管道"的目的；玄参滋肾阴清虚火。钱镜湖《辨证奇闻》："衄血犯肺，肺为清道，犯清道则肺经一脏之逆也即气逆，治法惟调肺气……肺经之火乃是肾水之火，肾因心火之侵，肾水来救，久之肾水干涸，而肾火来助，火与火斗，血则妄行……麦冬直治肺金之匮乏，生地黄、玄参以解肾之遏抑之火，火退而气自顺，气逆自顺，而血自归经矣！"

　　处方：生地黄50克，玄参30克，麦冬20克。数剂药后舌苔转为薄白，衄血渐止，大便通利。

　　按：你也许要问，患者之前所服知柏地黄丸也是滋阴降火之品，用后却导致舌苔厚腻，你这里仍用滋阴岂不是重蹈覆辙？答：我这里的滋阴与前者有所不同，生地黄、麦冬、玄参都是甘淡之品，虽滋阴而不碍脾，前者方中的知母寒凉、黄柏凉燥，燥则伤阴，寒性凝滞收引，湿者水也，水遇寒则凝结，重则成冰，另外苦寒败胃，不利于水湿之运化。

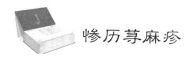

惨历荨麻疹

荨麻疹俗称风疹块，是由于皮肤、黏膜小血管扩张及渗透性增加而出现的一种局限性水肿反应。临床表现为大小不等的风疹块损害，骤然发生，瘙痒剧烈。兹举三例供大家交流探讨，第一例是我本人亲身经历的，第二例是个儿童，这两例病情都很顽固，不同寻常。

2012 年 9 月 2 日下午 4 点左右，我吃了一个苹果，半小时后肚子饱胀难受，急吃 2 片多番立酮片（以前也吃过几次，感觉不是这个引起的），晚上 7 点，两侧腹股沟区皮肤上出现几个板栗样疙瘩微痒，紧接着小腹也出现，屁股上也开始发痒，当时没在意，8 点左右臀部出现大的如鸡蛋、小的像大枣，连在一起的条索样硬块块且瘙痒，9 点左右，两侧前臂内侧出现数个红丘疹。这时所有皮损处瘙痒、刺痒难忍，吃氯雷他定胶囊 1 粒，配合中药：金银花 15 克，连翘 12 克，紫草 15 克，紫花地丁 15 克，荆芥 6 克，防风 6 克，浮萍 9 克，赤芍 10 克，牡丹皮 10 克，蝉蜕 6 克，白鲜皮 12 克，地肤子 12 克，忍冬藤 12 克。喝 1 次，痒基本控制，但那皮疹无变化。药后 10 分钟感到嗓子里出了个大疙瘩，嗓子像被封住了一样，吃饭时食管内有串珠样异物感，同时嗓子沙哑发音困难、不清。第 3 次喝完大便已不干结，其他无变化。9 月 3 日早上，发现嘴肿了，又喝 1 剂，胃里发凉消化力减弱，停药。

本人对抗过敏药极其敏感，服后嗜睡、反应迟钝、大脑有被控制感并且全身软瘫。

事实证明——治标是不行的！还是用中药治本为好：刘寄奴 10 克，土茯苓 15 克，大青叶 12 克，生地黄 10 克，蝉蜕 6 克，玄参 10 克，甘草 5 克，红花 6 克，板蓝根 10 克，纯根地丁 10 克。3 剂。晚上擦了个碘酒浴，6 日上午瘙痒大显轻，下午皮疹消完，随后一直没有复发，感觉良好。

2013 年 7 月 31 日，患儿路某，男，3 岁，于数天前腿上出几个风水疙瘩，家长急忙到医院就诊，包了几天西药，用药 1 天无效，紧接着输液，病情还是控制不住，并迅猛发展，荨麻疹扩散至前胸、后背、腹部，面部尤重，像毁了容一样，出满一个一个的红色的云彩坨儿，扯连成片，体无完肤！经人介绍转来我处，开中药3剂：刘寄奴10克，土茯苓10克，大青叶10克，生地黄9克，蝉蜕6克，玄参6克，甘草3克，红花5克，板蓝根10克，紫花地丁10克。嘱其：头煎、二煎内服；三煎大锅熬汤放温后洗澡。

喝1剂病轻大半，3剂药后速愈。

案例三：麻某，女，43岁，局部外伤缝合后到某诊所输消炎水、打破伤风，第2天感觉头皮和上半身皮肤微痒，没在意。第5天下午1点左右输完液后，脖子上出满了围棋子大小的扁平疙瘩，自行吃了一些抗过敏的药片疗效甚微，晚上6点多时前胸、后背、胳膊、腿部都出满了红色的风团，接连成片基本上看不到正常的皮肤，并且刺痒难耐，用手扪之病灶处发烫；伴随眼红、眼痒、结膜水肿，咽喉部喘憋、气短。

临床医生治病取效的关键是：第一关认准证，第二关选对方药，第三关药物质量；证认不准直接就否定了，方证不符前功尽弃，药物质量不行医患双方都遭殃，正所谓："成也萧何，败也萧何"。再者治病有轻重缓急之分，再高明的医生都不可能保证每次所开的药百分之百有效，所以轻缓的病医者可以慢慢琢磨，也可以投石问路，有效则效不更方，无效则另辟路径，但是急重的病容不得拖延，不允许失手，必须用效方达药一招制敌，这和青霉素过敏性休克用肾上腺素、有机磷农药中毒用阿托品是一个道理。这就需要我们医者必须见多识广，积累丰富的临床经验。

上述病例诊断为：药物性荨麻疹，由于病情紧急就直接给患者用特效专方刘寄奴汤：刘寄奴20克，土茯苓20克，大青叶15克，生地黄15克，蝉蜕10克，玄参15克，茜草8克，红花5克，板蓝根20克，地丁20克。嘱当夜连服2次。

第2天上午探视病人，荨麻疹已全部消退，诸证大减，上药继服巩固治疗。

笔者按语：刘寄奴汤是江西名医汪承恩治疗瘾疹的一张效方，据我观察此方适用于：①急性荨麻疹：往往突然发作，皮损为大小不等、形态不一呈圆形、类圆形或不规则形的红色风团，开始孤立散在，随着搔抓风团逐渐增多增大，互相融合成片。病变处瘙痒剧烈并且有灼热感。有的患者可伴有恶心、呕吐、腹痛、腹泻等消化系统症状，有的患者可出现头痛、头涨、胸闷不适、面色苍白、心跳加快、血压下降、呼吸短促等全身症状。严重者可侵袭喉黏膜引起喉头水肿发生窒息而危及生命。②慢性荨麻疹病程大多超过2个月以上，风团反复发生，时多时少，时轻时重，常年不愈，有些在晨起或临睡前加重，有些无一定规律，大多数患者找不到病因，全身症状都比较轻。此方不适用于特殊类型的荨麻疹，如：寒冷性荨麻疹、血清病性荨麻疹、压迫性荨麻疹等。

 舍去脉舌来从症

患者王老汉，两个脚后跟痛，走路须抬着脚后跟，劳作行走不便，看了几个医生吃了药效果不佳。转来我处吃中药。

诊：脉、舌无异常，脚后跟不红不肿，只是走路时不能着地，困痛难耐，他证皆无。

治疗无处下手。寻思脚后跟痛大多与骨质增生、跟腱发炎有关，关老的骨痹汤与此症相符，权且一试吧！

处方：白芍40克，木瓜15克，甘草10克，威灵仙30克，牛膝15克，淫羊藿20克，5剂药后明显减轻，继服月余，3年后随访无复发。

另一张姓老伯，数年前得过脚后跟痛，去找一老中医，当时老中医正在抓药，看都没看随手给他抓了两把黄精，让他回家每次取适量炖鸡蛋吃，药没用完就好了。

张老伯给我说这个单方后没几天，碰巧彭老太找我治疗脚后跟痛，我照方施药。

一年后再次遇到彭老太，问及她的脚后跟痛时，她说用药后一直没痛过。

【注】①关幼波老前辈的骨痹汤由芍药甘草汤加味而成，方中芍药、甘草酸甘化阴以缓筋急，配合木瓜之酸温，威灵仙的辛温，共奏柔筋缓急止痛、温通走窜之功，有良好的祛寒、除湿、通络的作用；另外再加上牛膝的引药

下行、淫羊藿的强阳补肾领药入骨；面面俱到、紧扣病机，故获佳效。

②肾主骨生髓，肾亏了容易引起骨质增生。黄精治五劳七伤、有健脾益肾的功能，鸡蛋含有丰富的营养元素，两者结合，通过补肾间接地起到治疗骨质增生的作用。

③骨质增生中医称之为"骨痹"。

④《名老中医验方大全》："足跟骨质增生主要临床表现，单侧或双侧足跟疼痛，不能落地行走，清晨起床下地时疼痛加重，足跟下如踏有硬物感；骨痹病多发于中老年人，青年患者偶可见到。病因是人到中年后，肝肾开始虚衰，气血有所不足，人的活动量减少，气血有所不周，加之外受寒邪湿气，客于骨髓，发而为痹。劳伤筋骨者肝肾自伤，因此，越是青少年期运动量大的人和干重体力劳动的人，进入中老年后如不坚持活动，越容易患此病。"

 ## 名师讲堂之小儿高热

2013年5月15日晚上将近10点，诊所关门打烊，母亲照看我的小儿子睡觉时，感到孩子身上发烫，用体温计一量38.7℃。本来打算给孩子服用西药退热的，考虑到这些药治标不治本并且副作用极大，所以决定给孩子服用中药治疗。

13日、14日两天，天气很热，气温高达35℃，15日温度骤降并且刮起了凉风，母亲带孩子出去玩，孩子有点受凉，不断地流清涕，查看咽部发红、咽腭弓上有粟粒样疱疹，基本上可以确诊为：疱疹性咽峡炎。查看指纹：红紫。《医宗金鉴·虎口三关部位脉纹形色》篇载："紫属内热红伤寒，青主惊风白是疳。"用中医辨证为：风寒外束、内有郁热证。参考名医张锡纯麻黄加知母汤经验：麻黄汤解表散寒、知母清内热。锡纯云："此方妙不可言，若运用得当，可代仲景的大青龙汤，且比大青龙汤安全好用得多。"遂处方1剂，谁知药煎好后不好灌服，孩子服药少许睡下（后老师指点方知一则用药欠妥，二则服药方法不对），须臾孩子体温升至 39℃，引起高热惊厥，急予布洛芬颗粒退热。16 日早上 6 点多孩子又开始发热再予布洛芬颗粒，16 日中午复热，查看咽腭弓粟粒样疱疹融合成片，有溃烂之势，急忙找老师帮忙。

老师教诲：应改用大青龙汤，石膏多用加生姜，少量频服，一次喝二三调羹就行，热服。保持身上有汗，经常摸背，保持湿润。你为什么不用石膏反用知母？知母无发散作用并可滑肠、苦寒败胃。

疗效：只 1 剂药，只 1 天时间，孩子的病速愈。

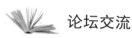 **论坛交流**

樊正阳：热，不可冰敷。

吴生雄：指的是物理降温的冰敷吧。热胀冷缩，闭住了。

樊正阳：是的。坚决反对冰敷。敷在脑壳上还行，减轻脑袋的难受。

吴生雄：走正确的治疗路子。

樊正阳：是的。辨表里，寒热。

吴生雄：疱疹性咽峡炎，洋大夫们说是柯萨奇病毒引起的，中药治疗不用考虑这个吗？

樊正阳：是的。看证。是不是有点晕了？娃子感受一种外来的侵袭，必然有其反应。

吴生雄：西医说是柯萨奇病毒引起的，束缚了很多中医的手脚，抗病毒的药用也不是，不用也不是。

樊正阳：抗病毒疗效模棱两可。

吴生雄：我感觉这病还是风寒外束，肺胃（肺胃为咽喉之门户）之热散发不出去，上冲至咽喉把咽腭弓熏蒸烂了，而不是所谓的柯萨奇病毒引起的，治疗只需要解表寒清理热，给邪气以出路即愈。

樊正阳：是的。

吴生雄：中西医结合的路子使中医被严重西化了。

樊正阳：配合。明明白白的配合，不是结合。

吴生雄：西医治疗方法是输液，抗病毒、抗生素。

樊正阳：很常见的。所以你相信那个柯萨奇病毒不？看看娃子的指纹。

吴生雄：指纹紫红色，紫属内热红伤寒。

樊正阳：是的。

吴生雄：进一步说明是外寒里热证。

樊正阳：有何疑问？只管用药，传染性的热病，一旦上身，治疗主要是拆招。

吴生雄：老师误会了，我没有一点疑问，只是和老师探讨一下医理，妻子早在熬药了。

樊正阳：不是说你疑问我，是怕疑惑自己。

【详解】人体的产热和散热必须平衡，若产热大于散热就会发热。人体感受风寒之邪，风寒束肺，肺气不得宣发，肺主皮毛司汗孔能散热，再根据热胀冷缩的原理，感受寒邪后汗孔就会闭锁无法散热，机体所产生的热量（也是一种抗邪的正气）就会相对过多，这种热既然不能从体表散发出去就必然会另寻出路——从七窍而出。举例说明：肝开窍于目，肝经有热会引起红眼；舌为心之苗，心经有热就会舌边尖红、舌尖痛、舌尖溃疡；肾开窍于耳，肾经有热会导致耳聋耳鸣；肺开窍于鼻，肺经有热鼻部就会干、红、痛、生疮等等。这些人体感受风、寒、暑、湿、燥、火六种致病邪气所引起的疾病却被洋医学发明一个单纯的病毒总揽，既然致病诱因是病毒，那么抗病毒治疗为什么效果不好或者没效呢？看来是药不对症。很多所谓的由病毒引起来的疾病治来治去也治不好，改用中医辨证施治很快治愈，这值得我们反思。

 早期白内障治验

查白内障可能与过度用眼（尤其是电脑一族眼睛长时间盯住显示器，一则电脑辐射，二则眼睛过度疲劳）导致眼睛逐渐老化，或遗传、局部营养障碍、免疫与代谢异常、辐射等，都能引起晶状体代谢紊乱，致使晶状体蛋白质变性而发生混浊，形成白内障。西医多为手术治疗。中医上讲肝开窍于目，中医通常用五轮学说来诊断眼部疾病，五轮学说"即瞳仁属肾，称为水轮；黑睛属肝，称为风轮；两眦血络属心，称为血轮；白睛属肺，称为气轮；眼睑属脾，称为肉轮。风轮眼黑（包括角膜和虹膜）属肝脏；血轮两眼的内外眦，及其附近组织属心脏；肉轮两眼睑属脾脏；气轮眼白（包括球结膜和巩膜）属肺脏；水轮瞳仁（包括瞳孔、晶状体、玻璃体、视网膜）属肾脏。"看来白内障与肝肾关系甚大，应从肝肾着手进行治疗。

选药：黑豆补肝血滋肾阴，含有丰富的蛋白质、微量元素和多种矿物质，能够为我们的眼部提供充足的营养，黑豆所含的大量维生素 E，可以很好地清除我们体内的自由基，从而起到促进新陈代谢，缓解眼疲劳的作用。枸杞归肝经、肾经，养肝、滋肾，治肝肾不足，肾经虚损、眼目昏花、生花歧视、云器遮睛。黑豆、枸杞子两者结合既可以相辅相成增强疗效，又可以药食同源长期服用，相得益彰，是一个很不错的配伍。

选方：黑豆（扁的那种，圆的不入药，假的比较多）500 克，宁夏优质杞果 50 克，3 大碗水，放砂锅内小火慢炖，把水控干，捡出黑豆，早晚各服 20 粒，嚼服。连服 2 料。

临床运用：近来遇到一些中老年视力下降的病人，看东西时像隔个箩底儿似的，视物障碍，查看病人的双眼，瞳孔里边有"云彩坨"一样的混浊物。嘱去医院检查确诊为白内障后，即以上方赠之。

随访：大部分效果不错，还有一部分治好了。

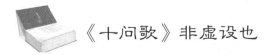

《十问歌》非虚设也

患儿，不满 2 岁，不停哭叫、乱抓乱蹬。

吾急诊之：无上感、腹泻、抽搐……费了半天事儿，找不出病因。

我一时犯了难，突然灵光一闪，中医《十问歌》浮现在脑海里。

"一问寒热，二问汗"，量体温孩子不发热，摸摸身上无汗。

"三问头身"头上查五官：鼻腔无异物、双眼不发红、口腔无溃疡、扁桃体不红肿、腮腺口无分泌物、无麻疹苛氏斑、脖颈浅表淋巴结不肿大；查身上无斑无疹、无外伤。

"四问便"，大便无便秘腹泻，当问及小便时孩子的外婆说："小孩这几天小便的时候好像有点白色的分泌物，若有若无的。"

根据这个思路，我检查了患儿，发现包皮处有点红肿，翻开包皮龟头上有黄白色的分泌物，用络合碘清洗后发现糜烂面。终于找出了症结所在，接下来就好办了，开了3剂五味消毒饮，让其煎汤给孩子熏洗，3日而愈。

急腹症的奇思妙治

2013年4月3日深夜凌晨1时，熟人求诊。

患者说，昨天中午别人请客，吃喝的食物比较杂，过后开始肚子痛，肚子憋胀得难受，越来越重，有点上不来气的感觉，躺不成了坐起来，后来坐也坐不成了，之后不停地干呕恶心，难受，特来求诊。

"痛、吐、胀、闭……"四诊后，我给患者开了一副大承气汤，帮他把药熬好后让他把药喝了下去，不一会药吐了出来，再喝再吐，这可怎么办？再好的药不通过胃肠道的吸收也发挥不了治疗作用啊。

我做了个简单的灌肠器，把煎好的中药液兑上适量的凉水，调成30℃左右的温度后灌肠，10分钟左右患者排便后，气也顺了，肚子也不撑了。

临床诊病应灵活

2013年3月9日，一位高三学生感冒后遗留鼻塞、不停地流黄稠鼻涕，并且头昏蒙痛，尤其在教室内加重。

据以往经验：感冒周期为1周，若不愈有并发鼻炎之嫌，这时改治鼻炎大多药到病除。所以我给他开了3剂平时治鼻炎的经验方药，但是疗效甚微，又思风寒入里化热，更方：荆芥、薄荷、金银花、连翘、菖蒲、苍耳、辛夷等。效果还是不好。

细细想来，患者一进入教室病情加重，说明他的病跟所处的环境有关，教室里人多，说明患者恶热空气，热为阳、风为阳邪，患者的恶热空气和恶风有点类似，假若把这种情况当作患者恶风的话，那么患者的流涕就是风阳伤卫阳引起的，这样患者的鼻涕自出就像恶风汗出的汗出一样。

"汗出、恶风、脉缓"就是活脱脱的一个桂枝汤证，涕是黄涕，加黄芩以清热，头昏蒙痛，加白芷祛风除湿止痛，方药紧扣病机，自然药到病除。

 ## 中医治疗急腹症的优越性

2012年12月2日下午，一位40多岁的红脸大汉来诊。自述腹痛厉害，上午在诊所输液没止住痛，现在嘴干得很，肚子仍又痛又胀。

我仔细给患者检查："痛、吐、胀、闭"，患者不吐、不闭，触诊腹部无条索状硬物，听诊肠鸣音正常，基本排除肠梗阻；肾区无叩击痛，不发热、无血尿、无恶心呕吐，也不像泌尿系结石，阑尾炎压痛点上也无压痛、反跳痛，综合考虑也不像胰腺炎。

再看舌苔黄燥，大胆开药：上等优质大片白芍60克，甘草20克，枳实20克，厚朴20克，大黄20克。大火急煎，后下大黄。煎好后用大水瓢凉得不太热了，让患者喝了一大碗，约15分钟不再烦躁，安静了许多，渐渐有了睡意。2小时后患者感觉又有点痛，我把药热了又让他喝了一些，又过了一会儿，疼痛缓解。

按：我当时是这样想的"急则治其标"，芍药甘草汤缓急止痛，芍药解痉止痛但无导致肠麻痹的副作用，还能促进肠蠕动。另一方面"六腑以通为用，不通则痛"，所以用枳实、厚朴、大黄，通腑泄热以治其本。看来还是咱老祖先留下来的东西好啊！大家一起来看看山莨菪碱（654-2，一种治疗腹痛的常用药）都有哪些该注意的吧。

【不良反应】常见的有口干、面红、视物模糊等；少见的有心跳加快、排尿困难等。上述症状多在 1 ～ 3 小时消失。用量过大时可出现阿托品样中毒症状。

【禁忌】颅内压增高、脑出血急性期、青光眼、幽门梗阻、肠梗阻及前列腺肥大者禁用。

【注意事项】①反流性食管炎、重症溃疡性结肠炎慎用。②急腹症诊断未明确时，不宜轻易使用。③夏季用药时，因其闭汗作用，可使体温升高。

【老年患者用药】年老体虚者慎用。老年男性多患有前列腺肥大，用药后易致前列腺充血导致尿潴留发生。

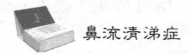

鼻流清涕症

鼻流清涕一症，小儿多见，虽不是什么大病，对健康也影响不大，但是位于面门之上有伤大雅。

2012 年 11 月，天气逐渐转冷，我家二宝宝几个月大，每天晚上小便几次，有时还要大便很长时间，难免受凉，有点流鼻涕，两天后鼻涕频流，把小鼻子都拧红了。观其舌淡，鼻孔内淡白不红，考虑风寒束肺，汗孔闭塞致肺通调水道失司，水液不循常路从鼻孔而出。

拟方：麻黄 3 克，杏仁 2 克，桂枝 2 克，炙甘草 1 克，生姜 2 片，加大枣 1 枚以纠药味。1 剂，煎好后只喝 1 次，鼻涕即止，余药弃之。

2012 年 12 月 1 日，吾感风冒寒后，稍不适，未用药，3 日后身上发冷、恶风，吃饭吃一会儿身上就汗津津的，脉浮缓，舌质淡、苔薄白，不停地流清涕。晚上给自己开方：桂枝 20 克，白芍 20 克，炙甘草 10 克，生姜 25 克，大枣 10 枚。1 剂。熬好喝了一大碗，赶紧钻进被窝里（《伤寒论》桂枝汤服汗法之覆被取法），说来也怪，药刚一下肚身上就暖烘烘的，第2天早上鼻涕少了很多，喝第2剂后鼻涕基本上没有了，又喝1剂诸证皆除。

 ## 咳嗽越治越咳案

患者刘某，中年男子，初感风寒，前医给予银翘片、感冒清等治疗风热感冒的药，感冒没好又增咳嗽。医者不加辨证继续消炎镇咳，咳嗽加剧，云其消炎力度不够，又以大剂量头孢输液2天，咳势不减，医者加输喹若酮类抗生素3天，咳更加剧烈。患者无奈转来我处。

刻诊：咳声连连，遇凉愈甚，咳吐大量清稀泡沫样痰，恶寒无汗，发热，体温38.5℃，舌苔白滑，脉浮。

开药时，患者因咳嗽得难受，希望能输液。我说："你的病不适合输液，输液会加重咳嗽的。"这种咳嗽是风寒束肺、痰饮内停引起，因肺主宣发肃降、通调水道，若被风寒束缚，功能下降，水湿排泄不畅，聚而形成病理产物——痰饮，机体为排除痰饮这个异物就会产生咳嗽这一保护反应。

治宜：解表散寒，温肺蠲饮。

处方：麻黄6克，白芍6克，细辛3克，干姜3克，炙甘草3克，桂枝6克，五味子5克，半夏5克。3剂。

效果：1剂咳嗽明显好转，2剂病去3/4，3剂服完已无半声咳矣！

 ## 识证之难：一个血证五个医

吴某，中年男子，2012年12月24日早上，刚吃完饭感到左侧上颌第一前磨牙、第二前磨牙处粘着个东西，像果冻一样软软的，用手一抠，这下坏了，一嘴巴血冒了出来，接连吐了几口，甚是骇人，急到一老中医处诊为：肾阴不足，虚火上炎，血热妄行。处方：生地黄 20 克，麦冬 20 克，玄参 20 克，大黄炭 25 克。喝完头煎牙龈出血止住了，午后牙龈又有点出血，晚上喝第 2 煎，患者大意了，想着是个小毛病根本没当回事儿！剩下的药也不喝了。25 日晚上，刚睡下感到嘴里有一股血腥味，急忙用清水漱口，片刻痰盂里的水都变成血水了，紧急更医，第二医处方：白茅根 100 克，煎汤频服，患者喝了一大碗感觉出血轻些。26 日凌晨，嘴里有东西往外流，开灯一看是鲜血，嘴巴里都是血，急忙又找来另一医，把脉后自言自语：关上脉浮、尺不应指。问他：最近心下是不是有痞闷感？大便干不干？他说：十来天了总是感到心口窝里满满的，消化得很慢，大便稍微有点干。老医说找到病根儿了，你这是心下有虚热，即胃火太大引起的。处方：大黄 30 克，黄连 15 克，捣碎后让他用刚烧滚的开水泡 15 分钟后温服，药后解了一次软便，胃里空了很舒服，但是对牙龈出血基本上没帮助。无奈 10 点时又喝了一大碗白茅根汤，下午 3 点多出血出得更严重了，转来我处。急则治其标。我让他用艾叶 20 克（温经止血），荷叶 30 克，煎汤内服。4 点左右出血止住了，然好景不长，晚上 9 点左右出血又暴发了。我在上方中加了 50 克大黄炭。这次喝药后效果没那么好了，直到晚上 11 点多还在出血，好在我事先有所准备，提前给他一瓶云南白药粉，让他冲服一些药粉，并在出血点上撒些药粉。勉强坚持到 27 日早上，急邀医院的一位专家和我前去会诊，仔细看了看，2 颗牙上包了个黑色的大血饼，血饼子周围还在往外渗血，患者每隔两三分钟就要吐一大口血水。专家把脉后说："脉象细数，是热入营血证。"处方：水牛角丝 150 克，生地黄 50 克，牡丹皮 10 克，赤芍 10 克。

送走专家后患者问我："吴大夫，你为什么不说说你的治疗思路呢？"我说："专家开的药方很好，你先吃吃看，不行的话我们再改治疗方案。"患者早上 9 点多服药，11 点血止，下午 2 点多又有点出血。熬了一大碗药喝下，5 点多又开始出血，速来找我。处方：黑姜炭 30 克，炙甘草 10 克。1 剂血止。继以《四圣心源》所载的灵雨汤善后：党参 10 克，茯苓 10 克，甘草 6 克，干姜 6 克，侧柏叶 10 克，牡丹皮 6 克，半夏 12 克。3 剂。

思路解析：第一方用黑姜炭温经止血，主虚寒性吐衄下血、便血。先贤李中梓论姜炭善止血："吐衄下血崩漏淋产证，熟者反能止之，何也？盖物极则反，血去多而阴不复，则阳亢无所附，得此助阳之生而复矣，且见火则味苦色黑，守而不走，血安得不止耶。"姚球云："干姜，炮灰色黑，入肾助火。火在下谓之少火，少火生气，气充则中自温也。血随气行，气逆火动，则血止溢。姜炭入肾，肾温则浮逆之火气皆下，火平气降，其血自止矣。"（《本草经解》）再者用炮姜、甘草是仿效仲景甘草干姜汤，离经之血就是瘀血，血涩不行，温可消而去之。第二方用黄元御的灵雨汤，这个方子治疗吐血、衄血、咯血效果很好，但是只限于上部出血，而不用于下部出血，其功能主治：土败阳虚，呕吐瘀血，紫黑成块。各家论述："吐血之证，中下湿寒，凝瘀上涌。用人参、甘草补中培土；茯苓、干姜去湿温寒；柏叶清金敛血，牡丹皮疏木行瘀，自是不易之法，尤当重用半夏，以降胃逆。"这与患者的病情十分吻合，可以用于善后以治本。

　　笔者按：患者舌质淡白，脉虽细但毫无数象可言，是虚寒证应温经止血，却被当作热证，滋阴清火、清热泻火、凉血止血，药不对症怎能治愈？那么前医开的药为什么能暂时止血？我是这样理解的，血者水也，水被降温后"结冰"由动变静，可以暂时止血，稍后冰化血即出也。恩师不止一次地教导我：要有是证用是方，所开的每一味药都要有用药依据和患者体征来支持，万不可臆想，没有根据地推断，妄加猜测。我以前也犯过类似的错误，经老师指点方有长进。

久病应当把瘀参

　　一日中午时分，患者刘某来到我的诊室："先生，听说你看病看得不错，你帮我瞧瞧。"我说："你哪里不舒服了？"他说："你诊断一下不就知道了吗？"说罢挽起袖口，把手脖一伸不再吱声，看来是要以脉试医。

　　"中医诊病四诊全，一叶障目有所欠"。本想和他理论理论，一看他那架势就知道是对牛弹琴。这种情况我见得多了，问了也是白问。只好调气静心诊之，指下脉弦微涩，说："你是肝胆经上的病。"一语中的，一下子打开了病人的话匣子："是呀！我这病刚开始症状不明显，也没怎么治，拖了两年多，都在什么地方看过、吃过什么药……开些疏肝理气保肝养肝的药，怎么会效果不明显呢？"

我说："你的病不是肝脏本身的问题，而是肝胆枢机不利、久病成瘀、经络不畅。打个比方：你看那马路上堵车，它不是车的问题，而是路相对太窄或前面有路障引起，是车行走的路线有问题！"

"但是我的病平时只是肝区胁下闷闷地隐隐作痛，不定哪一会儿，打个喷嚏或大笑一声或姿势不对时，从胳肢窝到胁下就像被点了穴道一样动弹不得，这又作何解释？"

我笑曰："你的经络就像有了毛病的电线，接触不良导致灯泡一闪一闪的，有时会突然熄灭，就像你这样突然发病。"

"我明白了！我明白了！先生请开药吧！"

处方：柴胡 12 克，半夏 10 克，党参 15 克，甘草 10 克，黄芩 10 克，当归 15 克，白芍 15 克，川芎 10 克，白术 10 克，茯苓 15 克，泽泻 12 克，泽兰 10 克，王不留行 20 克。

治疗思路：药用小柴胡汤，引药直达病位疏通气机，久病气血不畅、水瘀互结，故合当归芍药散活血化瘀、健脾利湿，泽兰、王不留行祛瘀通经。

药开好后，老者却坚持只抓一剂药。

诊断时有意刁难，抓药时不合情理，令人无奈。谁也不是神仙一把抓，别说这么难缠的病，就是一个小感冒也需两剂药呀！

古先贤治病早有"六不治"和"十不治"之训（出于《史记·扁鹊仓公列传》司马迁著），"病有六不治：骄恣不论于理，一不治也；轻身重财，二不治也；衣食不能适，三不治也；阴阳脏气不定，四不治也；形羸不能服药，五不治也；信巫不信医，六不治也"。中医十不治，出于《友渔斋医话》，"纵欲贪淫，不自珍重；窘苦拘囚，无潇洒之态；怨天尤人，广生懊恼；今朝预愁明日，一年营计百年；室人聒噪，耳目尽成荆棘；听信巫师赛祷，广行宰割；寝同不适，饮食无度；多服汤药，荡涤肠胃，元气渐耗；讳疾忌医，使寒热虚实妄投；以死为苦，与六亲眷属，常生难舍之想"。

但想起"医者父母心"，对待病人要像对待亲人一样有所包涵，体察疾苦，受点委屈又算得了什么？再者有的医生大处方、长疗程，10 剂、20 剂的开药，有时患者服药后不对证或者有副作用，吃几剂其余的就大包大包地扔了，病人也是被治怕了，这点也情有可原。

想到这里还是为他抓了 2 剂药，一再叮嘱：2 剂太少，效果不太明显，吃完后不要耽搁，抓紧复诊。

患者 3 天后没来复诊。又过了几天我正在忙，这个患者刚跨进门就热情地说："吴大夫，你给我开的药喝了 1 剂病就轻了，2 剂喝完大显轻，停药观察了几天，我这病是越来越轻了。听了这席话，这下放心了，深感欣慰。

 ## 药物炮制乃治疗环节上的重中之重

"医者父母心"，为医者都希望自己的治病效果好，然治疗效果取决于医患双方，先不说患方，医方有两个因素：主观上是医生本身的修行、能力和水平；客观上是药材的质量、真假伪劣与药物的炮制。

为医者切莫小看药物的炮制。它可以纠其药物的偏性，激发药物的潜能，使其药效充分发挥。如：甘草生则泻火、炙则温中，麻黄生用发汗、炙则平喘，生百部杀虫，炙百部润肺止咳，生蒲黄活血化瘀，炒蒲黄止血，生姜发散走而不守，干姜温中回阳能走能守，炮姜摄血守而不走，姜炭止血，生栀子清热泻火，炒栀子入血分清血中伏热等等。但是现在老药工太少了，中药批发站炮制的药很多都是"夹生饭"，生不生熟不熟的根本不到位。炒山楂，皮焦骨头生，之所以炒是要去掉它的一部分酸性，发挥它健胃消食的作用，炒的不好酸性未去，有的患者本来胃酸就多，用后岂不伤胃。杜仲盐水炒炭去丝，他们的炒杜仲藕断丝连，用嘴一尝没个咸气儿，怎能入肾补肾。用蜂糖炙的药不如说是红糖炙的药，真蜂糖那么贵他们舍得用吗？香附用盐、醋、童便、黄酒等七制后是妇科圣药，胡乱八九的制一下有此功效吗？我在临床上用药都是亲自加工炮制，这样用起来才放心。

我经常应用的炮制方法是麸子炒、盐炒、砂烫、醋制、蜂蜜炙、姜汁炙、油炸、锅蒸。

麸炒：麸炒是我最得意、最拿手、最受益、应用最多的一种方法。干锅蹦（干炒）是很伤锅的，以前炒坏了很多锅，炒出来的药生熟不匀，不是炒焦了，就是炒轻了，色泽也不好。改用麸炒后很养锅，借助麸子的闷热之气药炒得很快并且不糊，炒出来的药黄爽爽得好看极了。这种制法可以炒：白术、苍术、山楂、槟榔、枳壳、枳实、川楝子、白芍、山药等。

砂烫：砂烫穿山甲、龟板、鳖甲是管用的，破坚变酥使得这些难熬的药中之胶原蛋白、微量元素充分地释放出来，省药增效。

醋制：用适量的醋按比例加水后泡药，把药浸透晾干微炒即可。醋制：香附、柴胡、玄胡、川楝子、郁金等可以引药入肝。

盐炒：杜仲、补骨脂、肉苁蓉等可以很好地引药入肾。

蜂蜜炙：百部、紫菀、款冬花、枇杷叶可以更好地润肺止咳。

用这些方法制过后，药物就能增效，达到事半功倍的效果。还有一个细节问题值得说明一下：当归个、党参个、黄芪个、白参个切片后一定要阴干，千万不要放在太阳底下晒干。茯苓块、干姜块煎煮时很难熬透，用时应捣碎。延胡索要粗粉碎一下。桃仁、杏仁、瓜蒌仁、石膏块、龙骨块、牛蒡子等抓药时用冲筒捣一捣。

做医生久了，接触了很多同道中人，发现他们对药物的炮制很陌生，连最起码的概念也没有。用的都是没经过炮制的生药，这样你治病使了十分力气，顶多发挥出来七八成，治疗效果会大打折扣。

药材的炮制是治疗环节上的重中之重！

地道药材，精工炮制加上我们的医术，对医生来说无异于如虎添翼、锦上添花，疗效自然就会更上一层楼。

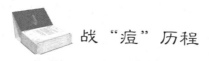
战"痘"历程

2011 年 8 月 14 日，李某，男，4 岁半，脸红红的，喘着粗气，依偎在妈妈的怀抱里时不时地闹嚷："妈妈痒、妈妈痒！"

前几天的一个早上，孩子右手摁在了饭锅里，严重烫伤。孩子先被送到烧烫伤专科那里，用黑乎乎的药糊和塑料纸把手包得像个拳击手套，又输了 3 天消炎水效果不好。又听人介绍到某医院烫伤科抹了专治烫伤的药，当天晚上孩子说手痒，打电话咨询，医生说痒是创面在修复，是好现象。谁知第 2 天早上一看，孩子的手上出满了水疱疱，身上也出了不少，面部、头上发隙也出了很多疹子，孩子痒得直哭，一量体温 38.5℃，接诊医生给打了退热针，吃了退热药，半天过去了，热还没退。

我给孩子重新量了量体温，41.3℃；让家长把那种药盒拿来，一看是磺胺嘧啶银软膏。

初步诊断：药物过敏。给患者输液消炎抗过敏，口服复方锌布颗粒，并用生理盐水仔细地清洗创面后，涂上了"烫伤灵"。此药是一位 60 多岁的患者朋友给我的。此老者治疗烫伤无数，灵验无比。老者菩萨心肠，每年配药几次，免费施药，从不要钱。但是身体欠佳，后继无人，我担心济世之方失传，问他配方，他只给药不传方，成了我的一大憾事！

看来效果还不错，输液后患儿脉静身凉，母子俩高高兴兴地回家了。

傍晚时分患儿又发热起来，再次输液后，一夜平安。

第 2 天量体温 37.8℃，身上又出了一些丘疹。

第 3 天患儿还有些热，身上疹子更多了。我纳闷了，让孩子把衣服脱光，从头到脚认真检查，"斑、丘、疱、痂"四世同堂，莫非是水痘不成，无巧不成书，难道真是巧合不成。细思：患者热毒蕴发，应该用些辛凉透疹、凉血解毒的中药才好。

大胆开药：连翘 12 克，金银花 12 克，前胡 10 克，菊花 6 克，甘草 5 克，淡竹叶 6 克，地丁 10 克，蒲公英 15 克，僵蚕 8 克，蒺藜 8 克，蝉蜕 6 克，薄荷 6 克，（后下）大青叶 12 克，鸡矢藤 15 克，焦三仙各 10 克。

3 剂后，诸证皆平。

2 个月后再见患儿，小手恢复如初，没留瘢痕，吾甚欣慰！

 ## 略举两案展示我中华医学之魅力

尝闻社会上一些学西医的朋友由于对中医接触颇少，也就很陌生，了解甚少，认为中医太古老了，不能适应社会的发展，没有现代医学先进，渐渐地出现了"中医无用论"。鉴于此，我用两个实际病案来证明中医中药存在的价值。

2007 年 8 月 9 日，患者侯某，男，68 岁，被人搀扶着走进了我的诊所。放眼观之瘦骨嶙峋，两颧高突，双手十指黝黑，神情郁闷，情绪低落。苦诉：两下肢自脚趾向上至小腿肚，由下往上传导麻木刺痛，严重时如虫蚁噬咬，痛苦无比。医院诊断为：脉管炎、周围末梢神经炎，用了几十元一支的弥可保、硫酸锌注射液……花了上万元其症不减。（我问其一年的纯收入才两三千元，早已债台高筑），医院告诉患者腿保不住了，再发展下去可能要截肢。老者痛哭流涕，绝望至极，在别人的劝说下转求中医治疗。

处方：黄芪 30 克，制附片 12 克，鸡血藤 30 克，豨莶草 20 克，生地黄 30 克，川木瓜 30 克，牛膝 15 克，白芍 20 克，甘草 10 克，威灵仙 20 克，伸筋草 15 克，延胡索 15 克，制乳香 10 克，制没药 10 克。3 剂。

药后病去 3/4，继服 3 剂，随访 1 年未复发。

2008 年 10 月 3 日，钱某，男，73 岁，其左腿关节变形疼痛，走路扶杖而行，生活不能自理。他告诉我说：他外孙是某医院副院长，说他的腿年轻时就有劳损，经过几十年的磨损，关节如老树枯枝，没法治疗。因大医院都说了没法治，所以只叫我开 2 剂药试试。我说："医有十不治，不信者不治，褒西贬中者不治。请我治就必须按我的，6 剂药，得配合吃。"

处方：独活 15 克，桑寄生 15 克，秦艽 15 克，防风 12 克，细辛 5 克，川芎 15 克，全当归 20 克，生地黄 40 克，白芍 40 克，桂枝 20 克，茯苓 15 克，黑杜仲 15 克，牛膝 20 克，党参 15 克，甘草 10 克，黑附片 10 克。6 剂。

　　10 日后患者弃杖骑车，前来复诊，满面春风地说：医生呀！亏得我听了你的话，药吃到第 4 剂时还没一点效果，6 剂吃完腿不痛了，这不，能骑车了！后随访半年良好。

　　由此可见——中医西医各有千秋，寸有所长，尺有所短，故应取长补短，相互学习而不应该有门户之见。

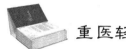

重医轻药之弊

　　"龙骨、海螵蛸、蒲黄"这三样药，学医的朋友都不陌生。最近我急着配药（库存货用完了），跑遍中药批发站和一些中医诊所，也没买来称心如意之品，尽是些十来元的龙骨粉，十几元的蒲黄，几元钱的小海蛸。且不说价钱，质量和以前的比起来差得很远。海螵蛸做丸药是要去掉硬壳研粉的，这种三四厘米长的海螵蛸根本就剥不掉皮，我用的都是一筷子长的。至于蒲黄用手掂掂分量就知道掺假有多深。偌大个城市竟然买不来这些普通的能用的药？可想而知中药材质量令人担忧！试想医者用了这等假冒伪劣的药材如何治病？

　　后几经周折联系上亳州一大中药商，他的一席话点明了事情的缘由。"我经常往各个县市送货，批发站都没进过什么好货。纯正品成本高、销量小、压资金，没有掺假的货利润大……"我又问他蒲黄、龙骨的质量问题，他说"按现在的行情，龙骨没 50 多元，蒲黄没 60 多元基本上都是假货，或者掺假掺得面目全非。要想使好药，你得提前订购，我专门给你采购，否则你在市场上是买不到的。"后来他帮我采购的蒲黄、龙骨确实漂亮，和批发站上的一比竟有天壤之别。

　　"兵将乃国之利器""药材乃医之利器"，没有骁兵勇将怎样保家卫国，没有地道药材怎能保证病人疗效！我刚业医时，不认识药，被那些不法商家忽悠来忽悠去，以次充好坑蒙拐骗，吃尽了苦头。后来在药品质量上请教高人狠下功夫，每次采购药材必亲自到场，鉴别品尝，识破了他们的很多勾当。

黑豆，用水一泡就"白骨精现原形"，那是什么黑豆，分明是别的豆子染色而成。

全蝎的"全"是指十条腿的蝎子，你这八条腿叫全蝎吗？

你这西洋参怎么没有螺旋纹？

当归片剂掺了很多独活根，无奈我只敢进全当归，回家自己切，为了用着放心费点事算了；党参个子高进不来，切过的回家一过筛子折了1/3。

海金沙掺了细沙粉，更有甚者用红砖磨粉掺进去，用它治疗结石岂不是雪上加霜吗？

赤芍贵了，发现他们往里边掺了不少便宜的地榆根。

血竭假的十几元一个，真的200多元一个。真假如同"双胞胎"，买着假的钱货两空，赔了夫人又折兵。

亲尝黑附片，10克、20克、30克一直加到50克，连个热气儿也没有，找个老药工一看说："你这黑附片是掺了土豆加工而成的'黑附片'"。我还以为自己能耐受50克呢，要是那一次真的喝了50克，不中毒才怪。

一次，一药贩子请我吃饭，酒后我问他："你们的羌活怎么会那么多等级？40多、70多、90多、100多？"他醉醺醺地说："那还不简单，40多都是假货，70多掺假掺多点，90多掺假掺少点，100多的才差不多……"

某县中医院一著名老中医，给病人开了"吴茱萸汤"，吴茱萸用10克，2剂，病人喝了没效，20克、30克一直加到60克，老中医也不敢相信自己了，到药房一看吴茱萸是假的……

"工欲善其事，必先利其器。"药是医生的"十八般兵器"，医生只有熟悉它，深刻地认识他，经常接触他，才能运用自如。再者医生和药材商人的出发点不同：医生要的是疗效，当然会使用真药；药材商人要的是利润，哪些赚钱多采购哪些。

不识字者是"文盲"；不识药者是"药盲"。要想当好医，成名医，就得认识药，就得时刻把自己的"利器"磨光擦亮！

胃强脾弱证交流学习

人体的疾病其实就是脏腑的偏盛偏衰，脏腑间的相互协调和阴阳五行的问题。比如：肝阳上亢，肝阴亏虚、肝血不足；脾阳不足，脾阴不足；肾阳虚衰，肾水干涸；水不涵木，木火刑金，土虚肝旺，肝郁脾虚，火生土，金侮土；肝胃不和，心脾两虚，心肾不交，肠胃不和，胆热脾寒，胃强脾弱。近来几个月遇到了一些胃强脾弱的患者，兹举一例，供大家详参。

2011 年 8 月 8 日午后，一 55 岁女患者来诊，滔滔不绝地讲起了自己的病情。她得了"饿"病，每天吃饭接不住"顿儿"，能吃能喝，总是不到吃饭的时候就饿得身上软瘫，并且大便次数多，不稀不稠的每天拉几次。去年年底发病到现在快一年了，吃了很多药没什么效……

刻诊：患者身体消瘦，面色晦暗，舌苔黄腻，脉濡缓。既往史：做过检查排除胃十二指肠溃疡，糖尿病。

按：胃强脾弱，也可以说胃热脾寒。

药用扁豆，炒薏苡仁，茯苓，焦白术，炙甘草健脾；生地黄、熟地黄、麦冬、石斛补胃阴清胃热；茵陈、黄芩清热祛湿；枇杷叶、枳实降气以清上蒸的湿热。

3 剂药后病去大半，继 6 剂其病彻愈。

 中风证误诊误治案

王某，女，68 岁，中风（脑梗死）一年余，近期越来越重，血压 180/60mmHg。

其女问：我妈每天吃三四种降压药，血压为什么还降不下来？我妈在医院治了很长时间效果不明显，又找了几个专家治疗后病情为什么不轻反重？

我问老太太发病后都用些什么药，其女急忙拿来各项检查报告、化验单，及其前医的处方。

我仔细看了看，用药大都"换汤不换药"，比如：奥扎格雷钠注射液，丁咯地尔针，脉络宁针，丹参片，五福心脑清，阿司匹林片；期间也用些中药，都不外乎丹参、桃仁、红花、水蛭、蝎子、蜈蚣、土鳖虫、地龙等等。

患者问："是什么原因呀？我妈的病现在发展得更严重了，说话吐字不清，四肢每天还一阵儿一阵儿地发抖，走路头重脚轻，脚底下像踩棉花，心烦易怒，晚上睡不着觉，这几天头还晕得厉害。"

我说："你看你们用的药！大同小异，或套方用药，'模式'用药，试问每个病人的体质和病情都是一模一样的吗？"

当然不一样了！

这些都是按"公式"用药，治病是无的放矢，碰住你的证了能把你治好，碰不住了或许没效或许起反作用。你想想把那几个"公式"背过来了，世人只要识文断字，会配药输液，人人都能当医生。治病必须辨证施治，对症下药，不同的病用不同的药才能治病呀！

刻诊：患者脉寸关上越弦硬，尺部极弱。此乃肝肾亏虚，肝阳上亢，水不涵木，肝风内动，肾精不足。

处方：白芍 30 克，天门冬 20 克，玄参 30 克，生龟板 30 克，代赭石 30 克，茵陈 15 克，龙骨 30 克，牡蛎 30 克，麦芽 20 克，甘草 10 克，牛膝 30 克，川楝子 10 克，熟地黄 30 克，阿胶 20 克，山茱萸 20 克，薄荷 6 克。2 剂。

此即张锡纯的镇肝息风汤加减。药用白芍柔肝，龟板、龙骨、牡蛎镇肝息风，玄参、天冬补肺金以制肝木。锡纯曰："脉之两尺虚者，当系肾脏真阴虚损，不能与真阳相维系。其真阳脱而上奔，并挟气血以上冲脑部。"故用赭石降冲，熟地黄、山茱萸、牛膝配阿胶大补精血，薄荷、麦芽、茵陈、川楝子，一则顺应肝之习性疏肝条达，二则以防潜镇太过，甘草调和诸药。

3 日后，病人已不需搀扶。守方加减，继服月余，诸证皆平。

桂枝芍药知母汤证治体验

　　经年累月的临床使我们的视野开阔，知识面渐广，经验也聚沙成塔、集腋成裘。许多医生就有了自己的"如意金箍棒"，对某个方子或某味药颇加偏爱，情有独钟。如有的医生用一张六味地黄汤化裁治愈很多病；有的用小柴胡汤加减打天下；有的把异功散运用得出神入化……

　　最近运用"桂枝芍药知母汤"临证加减也治好了不少病人。

　　病案一：男，45岁，双膝关节酸困胀痛3月余，舌质淡苔微腻，脉濡弦。吾用桂枝芍药知母汤去知母加香附、青皮、陈皮、细辛、鸡血藤、当归、牛膝疏肝理气，养血舒筋。3剂。药后双膝很舒服，唯感上火，察舌质红、舌光无苔，知是燥热伤阴，上方去细辛加知母，继服3剂而愈。

　　病案二：女，38岁坐月子期间感风冒寒，浑身酸困恶风恶寒，不敢坐摩托车，骑自行车也觉得凉风飕飕，脉浮紧。用桂枝芍药知母汤加黄芪、当归补养气血，扶正祛邪。5剂后诸证大减，继以上方调整，续服月余，病瘥。

　　病案三：一老妪，年70余，双手不明原因浮肿，久治不愈。用桂枝芍药知母汤加桑枝、鸡血藤引药上行，通经活络。4剂，药到病除。

　　我用运桂枝芍药知母汤的经验取自于门纯德老前辈，其云："风寒湿邪痹阻为阳气不达，湿气不运，营卫不和，故以温阳祛寒，化湿祛风，健脾和营为治。方中附子、白术温阳健脾，驱寒除湿；麻黄、防风解表祛风；桂枝、芍药、生姜、甘草调和营卫，温运胃气；知母养阴佐燥。诸药配伍，温中有补，燥

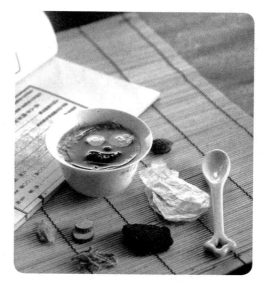

中有制，散而有和，通而有助，是治疗风寒湿痹日久，气血阻滞的好方子。"

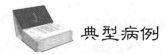

典型病例

2005 年初夏，患者，中年男子，外出做工有点感冒，只是吃了几片安乃近退热。自此落下了一个病根——右胁下痛。这病说来也怪，坐着不痛，躺着也不痛，一使劲或者弯腰、仰身、扭腰就牵掣作痛，疼痛难忍。

刻诊：患者神情抑郁、脉象弦滑，舌苔微黄腻，苔面滑润水津津的，头有时昏眩，口苦咽干，食欲不佳。

此病乃邪客少阳，悬饮为患。处方：柴胡 12 克，半夏 12 克，黄芩 15 克，党参 20 克，炙甘草 10 克，旋覆花 10 克，香附 15 克，薏苡仁 20 克，白芥子 10 克，老陈皮 10 克，茯苓 30 克，生姜 10 克，大枣 6 枚。5 剂。

治疗思路：小柴胡汤疏肝解郁和解少阳畅达气机，旋覆花、香附、薏苡仁、白芥子、陈皮、茯苓涤痰逐饮。

一周后的一个早上，患者前来道谢。

辨证施治的重要性

6 月初，一女，55 岁，在女儿的陪同下哭哭啼啼转诊我处。自述：头痛，右胁痛，嗓子痛，胃不舒服，心烦失眠急躁易怒。到市医院检查做了个遍，没查出病因，专家们建议找中医诊疗。

刻诊：病人头痛欲裂，昏沉不清醒；嗓子从中线分开，右边平安无事，左边像着火一样拉锯般得痛；右胁疼痛剧烈放射至右腰背；胃纳不佳，不思饮食，心烦心焦，失眠多梦；半夜胃部隐痛；舌质红苔微腻口微苦微干；脉寸关弦数，尺不应指。既往有胆囊炎史。

考虑：肝气郁结，肝胆枢机不利。拟：疏肝理气，清肝利胆。

处方：柴胡 12 克，枳实 10 克，黄芩 15 克，半夏 10 克，茵陈 20 克，炒大黄 10 克，青皮 10 克，陈皮 10 克，白芍 20 克，甘草 10 克，延胡索 15 克，川楝子 10 克，首乌藤 30 克。4 剂。

药后右胁右腰背痛痊愈，余证稍微显轻。

思之良久，上述辨证不很贴切。细诊之顿悟——此乃肝肾阴虚水不涵木，虚火上炎也。

更方：生地黄 15 克，熟地黄 15 克，沙参 20 克，枸杞子 15 克，麦冬 10 克，延胡索 15 克，川楝子 10 克，白芍 20 克，甘草 10 克，青皮 10 克，陈皮 10 克，首乌藤 30 克。4 剂。

数日后病人电话告之：服药 1 剂病轻，2 剂大轻，4 剂其病痊愈，感谢云云，后话不提。

舍去套路治胃病

临床上见到某些大夫治疗胃病，不问青红皂白，一律用：吗丁啉、西沙必利、氯波必利、伊托必利；雷尼替丁、西咪替丁；奥美拉唑、雷贝拉唑、兰索拉唑等等；或者用中药香砂六君、六味木香、乌贼、瓦楞、神曲、麦芽、山楂之类。

纯属"公式医生"按套路用药。套方治病，视活人如机械一般，对一些轻微的胃病还能应付，稍复杂点就无从应对。

患者刘某，男，38 岁。现证：身倦乏力、洒淅恶寒，胃脘痞闷、消化力弱，舌体胖大、脉濡弦。

辨为：内湿困脾、外湿袭表侵肌、肝胆不利。

药用：党参、白术、黄芪健脾祛湿，二陈泽泻汤化痰除湿健脾，病久湿邪化火，稍佐黄连清热燥湿，羌活、独活、防风解表祛风除湿，柴胡、白芍、郁金、虎杖疏肝利胆，干姜温运脾阳。

6 剂药病去大半，继进 6 剂善后。

治好了妻子的病

妻子贤淑良达，平素体健。一日劳作，忽感胸部憋胀，微捶方舒。几日后症状不减反增，胸部如带裹，不时叹气，晚上睡觉辗转之时越发憋闷，伴隐隐作痛感，只能平躺。

次日，携妻去市医院做了 B 超、心电图未见异常，专家说是肋间神经疼，吃几天药就没事了，然药后证情纹丝不动。

于是，开始自己处方下药。诊其脉弦滑，淡红舌薄黄苔。拟开胸顺气化痰。3 剂药后其病不减，知是药不对症。

斟酌再三，辨为仲圣的痰热结胸，处小陷胸汤加枳实 1 剂，服 1 剂轻，2 剂愈。

辨病辨证治感冒

患者吴某感冒数日，自诉：既往感冒不用找医生，吃点感康或康泰克就解决问题了，此次无效，接着又吃了 2 天药，输了 3 天液，不轻反重。

2011 年 12 月 4 日来我处求诊，证见：脉浮紧，恶寒无汗，舌质淡苔薄白，鼻流清涕，鼻塞声重，周身困倦、头昏沉。

据证诊为：风寒感冒。处方：麻黄 10 克，桂枝 10 克，杏仁 10 克，炙甘草 6 克。2 剂。

12 月 6 日复诊：药后无汗，病稍轻，效不佳。

吾思量：药证相符，何故不效尔？仔细问诊得知：素怕冷，喜热饮热食，稍食生冷即腹泻。顿悟：患者乃虚寒体质，阳虚无力作汗也。

更方：麻黄 10 克，黑附片 15 克，甘草 10 克。1 剂。

12 月 7 日，患者病大轻。自述：此药得效，熬药时，闻见药味儿，头脑立马就清醒了。喝后鼻子通畅，周身暖烘烘的，很舒服。

此案吾感悟颇深：治病不能单纯地见病治病，还应顾及天人相应，辨病辨证，体质用药。

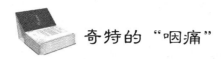

奇特的"咽痛"

　　患者肖某，咽痛久矣，吃了大堆利咽解毒的中药，把胃吃坏了，病也没治好。

　　刻诊：自述不定时咽部左侧痛，严重时说话也痛，吃饭也痛，痛甚时既不敢说话也不敢吃饭。

　　脉舌基本无异常，怎以为治？细细盘问得知：两月前喉部手术，因患者喉咽反射强烈。用手电筒上下左右仔细查看，果不其然，发现左舌根侧下边隐藏着一麦粒大小的紫色瘀痕。

　　因患者吃了几十剂苦寒的中药，伤了胃气，不能也不愿再服中药，我只好照顾一下患者，疏一小方让其泡茶喝。

　　处方：苏木6克，甘草5克，泡茶喝每天2次，连用10天，第7天反馈，咽痛已愈。

　　按：此患者本是舌体韧带肌肉拉伤，局部经络瘀滞不通，不通则痛，医者疏忽致其迁延难愈。吾用苏木化瘀通络、消肿止痛；甘草顾护胃气。方药对证，故获佳效。

胆结石治验

　　胆结石是由于慢性胆道疾病所引起的胆囊内生长结石的一种临床常见病，伴随的症状常有剧烈的腹痛、黄疸、发热等。现代社会，竞争压力大，人们每天忙忙碌碌地上班下班，饮食结构也变得极不合理，由以前的素食为主肉食为辅变成以肉食为主。这些肉食类脂肪类的食品需要肝脏分泌的胆汁来分解消化，因食之严重超量，肝脏分泌的胆汁明显的有些不足，经常出现供不应求的现象。再者，人体之五脏六腑白天工作，晚上需要相对休息，如果作息不规律，夜生活频繁，会导致生物钟紊乱，内分泌失调，肝胆严重地超负荷工作。上述因素导致胆结石的发病率逐年上升。

2007年，患者陶女士，胆结石，在医院输液治疗了很长一段时间，效果不好，症状不能控制，因此，医生建议她切除胆囊，患者惧怕手术故请求中医中药治疗。

刻诊：脉弦数，舌淡红苔微黄。我接着询问了她的日常生活情况，经常加班，平素情绪不稳老爱生气，喜肉食、蛋类。

治病思路：肝是人体最大的腺体，是最重要的消化、代谢和防御器官，也是人体新陈代谢的枢纽，并且肝脏和胆道受内脏神经之交感神经和迷走神经的支配，长期过度的精神紧张就会影响肝脏正常的生理功能。患者经常心情不好，使得肝气郁结肝郁化火，肝气郁结使肝脏的疏泄、调畅情志的功能下降，就有可能导致肝脏分泌胆汁不正常，时而过多，时而过少；肝郁化火久之耗伤肝胆之津液，使胆汁浑浊黏稠，或生成减少，或排泄不畅，为结石的形成创造了条件。这就像河里的水流过少或水流缓慢时就会淤沙沉积。现代医学研究表明：随着生活水平的提高，饮食习惯的改变，我国的胆石症已由以胆管的胆色素结石为主逐渐转变为以胆囊胆固醇结石为主。又因患者的饮食习惯不好，这样就会使胆汁的成分复杂，变成了"有毒"的胆汁，这个"有毒"的胆汁储存在胆囊里就会对胆囊产生一定程度的刺激，导致胆囊发炎，胆囊发炎后胆囊壁毛糙，就会挂附一定的沉积物，天长日久就形成了结石。

治疗办法：病因病机搞清楚了，接下来考虑用四逆散来疏肝解郁，白芍、甘草、延胡索缓急止痛，金钱草、鱼脑石、海金沙、鸡内金、郁金利胆排石，大黄清热推陈致新、清理瘀积。《伤寒论》小柴胡汤加减法云："若胁下痞硬，去大枣加牡蛎四两。"这个胁下痞硬与胆结石的发病部位相符，故用牡蛎软坚散结修复胆囊的功能。

这样治疗胆结石的自拟方就形成了：柴胡10克，白芍15克，枳壳15克，甘草 10 克，延胡索 15 克，鱼脑石 20 克，海金沙 20 克，鸡内金 20 克，郁金 15 克，大黄 5 克，牡蛎 25 克，上药共研极细粉，另用金钱草 250 克，浓煎后装在茶瓶内，每天早晚用金钱草茶冲服上述药粉 7 ～ 10 克。

疗效验证：患者用药 38 天后到医院做彩超，结果显示，胆结石已不见踪迹。

这个方子形成后我应用多年，治疗胆结石甚多，可供大家参考。

谨守病机，药随证变

临床上治病取效的关键在于药证相符，假若证没看准，那么所处的方药就像无头的苍蝇瞎撞，自然很难取效。假如证看对了但是所选的方药不是很恰当，那么效果也会大打折扣。故须理法方药环环相扣、相辅相成，方可奏得全功。

患者，老鲁，患痹症，左下肢困痛，上楼梯有拘挛感持重时痛不可忍，痛重时彻夜难眠。前医或用桂枝芍药知母汤加减或用附子汤加减有小效，但是病情总也不能得到很好地控制，于 2014 年 5 月 14 日转诊我处。

患者有明显的气短乏力现象，并且脉象虚弱，病机已转为外邪为标，正虚为本，而前医不知审时度势，过用温燥药进一步耗气伤血，治宜扶正祛邪，药用：党参、肉桂、茯苓、甘草，益气补阳。当归、白芍、熟地、川芎，养血通瘀。秦艽、防风，祛风通络。独活、细辛，入足少阴肾经，温通血脉。杜仲、桑寄生、牛膝，强筋壮骨。神曲、山楂、陈皮，佐上药补而不滞，助脾运药。

处方：独活 15 克，桑寄生 20 克，秦艽 12 克，防风 10 克，细辛 8 克，川芎 10 克，当归 15 克，熟地黄 15 克，白芍 15 克，肉桂 10 克，党参 15 克，茯苓 15 克，杜仲 15 克，牛膝 15 克，炙甘草 10 克，神曲 15 克，炒山楂 15 克，陈皮 15 克。

药仅 3 剂，病去而安，至今过去 3 月余，患者一直安康。

治疗失败后的深思

聂阿婆，感冒后引起项强，项部偏左侧的一道大筋不定时作痛，并且向上放射至左太阳穴，晚上影响睡眠。

2014年8月20日找我诊治，舌淡苔白、脉弦细、饮食欠佳。

诊断为：少阳阳明合病。

处：桂枝加葛根汤与小柴胡汤加减，3剂。药后没来复诊。

2014年9月2日再次转来，诉说：上次开的药没效果，后来到中医院，有的按脑血管病、有的按颈椎病治疗都没效果。

一个单纯的痛症为什么几个医生都治不好呢？我陷入了深思之中。

仔细品味患者所说的每一句话，希寄从中找出端倪：患者家庭琐事繁多，孙子成群，自喻"幼儿园园长"，其中两个调皮捣蛋常常把她气得半死，她的病患处每次发作都有气流上冲的感觉。

再诊：脉弦、舌红苔黄。综合考虑：肝气郁结，久之气郁化火，上逆袭阳位，横逆克脾土。

药用：青皮、陈皮、木香、枳壳、香附，疏肝理气。栀子、黄芩、菊花、夏枯草，清肝胆之火。龙骨、牡蛎，潜阳安神。代赭石以降冲逆。怀牛膝引血下行。苍术、白术、茯苓、泽泻，健脾祛湿。

处方：龙骨15克，牡蛎15克，栀子10克，黄芩10克，菊花10克，木香10克，青皮10克，陈皮10克，枳壳15克，香附10克，苍术10克，茯苓15克，白术10克，泽泻20克，夏枯草20克，代赭石20克，怀牛膝20克。5剂。

随访得知：1剂知，3剂痛止，5剂愈。

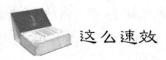 这么速效

宗某，2014年9月12日早上6点起床后突感头顶隐隐作痛，当时没在意，

早上 8 点多头痛越发加重，自行吃了些药也不见好转，坚持到晚上实在受不了了，就来找我了。

我看他口吐清水，并且舌淡、苔白水滑，加上头痛的部位是巅顶痛，就立马想到了《伤寒论》条文"干呕，吐涎沫，头痛者，吴茱萸汤主之"。

处：吴茱萸 10 克，党参 20 克，生姜 8 克，大枣 3 枚。1 剂。

效果非常快，药熬好后患者喝下去约 20 分钟头就不痛了，几天后碰面说："吴医生你给我开的那个中药效果真不错，只喝了 2 次头就一直不痛了。"

被忽视了的时令咳一

城西吴君病咳半月，中西药并进，止咳化痰、清热宣肺等等乏效。

诊之：鼻不流涕，脉不浮，不恶寒，咽干咽痒，咳嗽频频，痰少痰黄，不易咯出，另胃脘不适。

此时令咳也，甲午年夏秋之际天气干旱，多日不降甘露，体弱之人罹感时令之邪，肺燥气逆，收令不行，一来相火不降，灼伤肺胃之气，炼液成痰，二来肺不降则津不生故咽干、咽喉不利；胃气受损，中轴运转失司，致肾水不能很好地左升以荣肝木，木虚生风故咽痒难耐。

治用：麦冬、山药滋养肺金，西洋参、炙甘草、大米助中焦之脾运，半夏降肺胃之气逆。

处方：麦冬 30 克，山药 30 克，半夏 8 克，西洋参 12 克，炙甘草 8 克，大米 30 克。2 剂不复咳矣。

笔者按：外界是个大宇宙，人体是个小宇宙，大自然春生、夏浮、秋降、冬沉，人体左升右降中土运转，"天人相应"，故时令病若不相参，只知常规治疗，很难奏效。

被忽视了的时令咳二

甲午年夏秋之际，天气持久干旱，多日不降滴雨，土地干涸，庄稼枯萎，多地颗粒无收。媒体报道说是60年来旱灾累及区域最大，旱情最严重的一年。人畜日常饮水都成了问题。

"天布五行，以运万类；人禀五常，以有五脏"，五行相生相克，一气周流，方可生生不息，万物安宁。

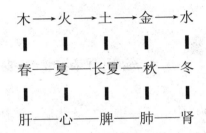

由于天气干旱燥热之气伤金，导致金不生水，水不涵木，木虚生风。

2014年7月7日，胞弟打来电话说他和两个同事病咳，久治不愈，病情如下：咽干咽痒，白天嗓子痒，一阵儿咳一阵儿，每晚子丑时（肝木主气）咳发作，寅时（肺金主气）越发加重，询问所服方药皆是常规止咳之法，因胞弟远在他乡，脉、舌无法顾及，"再兼服药参机变"，考虑其咳不是普通的咳嗽，与时令有关。

"天人相应"，时令之邪侵袭大自然五行之木、金，势必波及人体五脏之肝、肺；肺金受伤则咳，则不生肾水，进而肝木失养，木火刑金，木虚生风则痒。

参合先贤彭子益的高论，处以归、芍养肝，白芍降相火，

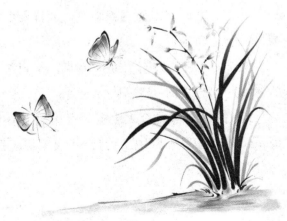

杏仁、枇杷叶降肺，冰糖、红枣滋阴和中。

1 剂知，2 剂愈。

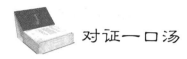 对证一口汤

2014 年 10 月 20 日尹阿姨打来电话说：她这几天咳嗽得厉害，吃了好些药都不管用，问我有没有啥好办法。

我详问得知：她的咳嗽是干咳无痰、咽干喉痒、阵发性刺激性咳嗽，每晚只要一激惹就咳得彻夜难眠。

处方：正品当归 15 克，大白芍 15 克，杏仁 15 克（打碎），枇杷叶 15 克。2 剂。熬药时加大枣 5 枚（劈开），冰糖鸡子大一块，水 2000 毫升，煎取 1500 毫升，分 3 次温服，另外每晚加服右美沙芬口服液 1 支。

几天后尹阿姨前来道谢：你开的方子效果真好，中午服药，下午咳即大减，当晚不咳一夜安眠。

2014 年 10 月 29 日，王某某前来求治咳嗽，自云：干咳痰少、咽干喉痒、阵发性刺激性咳嗽，每晚咳得睡不成觉。

处方：正品当归 15 克，大白芍 20 克，杏仁 15 克（打碎），枇杷叶 15 克。3 剂。熬药时加大枣 5 枚（劈开），冰糖鸡子大一块，水 2000 毫升，煎取 1500 毫升，分 3 次温服，另外加服右美沙芬口服液 2 支，日 3 次。

服药一剂大轻，三剂愈。

2014 年 11 月 15 日，6 岁的小姑娘梅某，咳嗽已经 3 天了，晚上尤其重，每晚都要咳几阵儿。诊之：干咳无痰。

处方：当归 10 克，白芍 10 克，杏仁 8 克，枇杷叶 8 克，大枣 2 枚掰开，冰糖 25 克，水煎服，服药 1 剂咳嗽就不怎么发作了，继服 1 剂愈。

2014 年 11 月 17 日，患儿吴某患咳嗽，他以往咳嗽都很顽固，需要用药多日才能治愈，四诊合参后，根据时令的气候特点给他开了个处方：当归 6 克，白芍 6 克，杏仁 6 克，枇杷叶 6 克，大枣 2 枚掰开，冰糖 15 克，水煎服。1

剂速愈。

单方的使用也需辨证施治

2014 年 11 月 15 日早上，路大娘进门就拉住我的手深情地说："吴医生你给我开的那个药效果非常好！现在心中不焦不烦了，失眠也好了每晚都睡得很踏实，长时间的便秘也好转了……"

数天前，大娘在儿子的陪同下来我这里看病，自述：头胀痛昏蒙不清，心中火热，舌头痛吃饭时很难受，彻夜难眠，大便干结。诊见：脉双寸数，上越，舌尖溃疡。

处方：莲子心 5 克，泡茶喝，日 2 次。

用药思路：患者心火亢盛，上则扰乱脑之神明，引起头涨痛、昏蒙不清，下可灼伤肺金，肺和大肠相表里，肺气伤则不能宣发肃降，通调水道，给大肠灌溉水分，故大便干结，心火不下移则不能温煦肾水，肾水不上升则不能制约心火，心肾不交则夜不能眠。

《中国药典》：莲子心可以清心安神，交通心肾，涩精止血。用于热入心包，神昏谵语，心肾不交，失眠遗精，血热吐血。

有是证用是药，药证相符，方可取效。

一例特殊的病

荣某，男，30 岁，3 年前得了一种特殊的病，饮食二便正常，细查身体各方面都无恙，四诊脉舌基本上无异常，这就给接诊医生的诊断和处方用药带来了一些困难。

2013 年 10 月 3 日转诊我处，我问他，你现在最突出和最需要解决的症状是什么？他说是头上断断续续地出一些小红疙瘩，有些会变成"小疖子"，疼痛难忍，并且溃烂后不易愈合，最重要的一点是头油比较大，每天早上枕头套都被油透了，因此枕头套必须一天一换很麻烦的。

我又问：你有没有药物过敏史或用某些药物后症状加重的表现。他说没有。

我说这样吧，你先回去第 1 个 10 天内不要吃任何肉食类的食品，包括炒菜时要用植物油不要用动物油，第 2 个 10 天只吃肥肉不吃瘦肉，第 3 个 10 天只吃瘦肉不吃肥肉，坚持 1 个月后再来找我。

11 月 6 日患者说：第 1 个 10 天感到病情轻了很多，第 2 个 10 天头油比较大，第 3 个 10 天头油少多了，但是小红疙瘩多了。

看来他的病和吃肉有很大的关系，但是为什么吃肉能引起这样的病呢？这还要从我们人体脏腑的生理功能说起。

众所周知，肝脏是分泌胆汁的，胆囊有储存和浓缩胆汁的作用，在人体需要时可以随机释放。胆汁中富含胆盐和胆汁酸，胆汁酸是脂类食物消化必不可少的物质，是机体内胆固醇代谢的最终产物。胆汁酸还可与脂肪酸结合，形成水溶性复合物，促进脂肪酸的吸收。胆盐或胆汁酸可作为乳化剂乳化脂肪，降低脂肪的表面张力，使脂肪乳化成微滴，分散于水溶液中，这样便增加了胰脂肪酶的作用面积。总之，胆汁对于脂肪的消化和吸收具有重要意义。

人类应以素食为主肉食为辅，但是现实社会中大部分人以肉食为主素食为辅。亲见有些人天天大鱼大肉的，一餐没有肉就食之无味，这种不合理的膳食结构就会加重我们脏器的负担，脏腑功能由于超负荷就会显得有些相对不足，那么这些吃进去后的代谢产物一部分通过胃肠道排出体外，一部分通过这样那样的途径向外排放，造成脂肪肝、"三高症"等，也有一部分可能会循经上扰，足厥阴肝经络胆，向上穿过膈肌，分布于胁肋部，沿喉咙的后边，向上进入鼻咽部，上行连接目系出于额，上行与督脉会于头顶部。足阳明胃经起于鼻旁，交会于鼻根，旁会于足太阳膀胱经，沿鼻外侧向下入上齿槽，转出挟口旁环绕口唇，向下交会于颏唇沟，然后返回至下颌出面动脉部，再沿下颌角上行至耳前，经颧弓上行，沿发际至额颅中部。上述那个患者就是机体的代谢产物侵犯了肝胃及其所主的经络而致病。

所以，用茵陈、栀子、大黄清肝利胆，清泻阳明。由于代谢产物分泌过多导致头部毛孔郁塞血液循环不畅，所以用葛根解表透疹，用生地、红花凉血散瘀，头顶"疖子"属于疮毒，故用黄连、甘草清热解毒、燥湿敛疮。肝脾主升、胆胃主降，故用茵陈升肝（张锡纯《医学衷中参西录》："茵陈为青蒿之嫩者，得初春少阳生发之气，与肝木同气相求，泻肝热兼疏肝郁，实能将顺肝木之性"），白芍降胆（《圆运动的古中医学》："白芍敛荣气之疏泄者，降胆经也"），用葛根辛甘升清阳，用黄连、大黄苦降泄浊阴，使脏腑升降有序、运转灵活，从而疏通其循经路线。

处方：葛根 15 克，红花 5 克，生地黄 15 克，白芍 15 克，黄连 6 克，茵陈 20 克，大黄 5 克，栀子 8 克，甘草 10 克。

效果：患者用药 5 剂后基本治愈，嘱其注意饮食、荤素合理搭配，继服 10 剂，随访无复发。

 挺大的结石

2014 年 11 月 20 日下午 3 点 45 分，韩某某打来电话说：半小时前，他正在装卸货物时，突发少腹痛并且小便急大便难，现在痛得受不住，活也干不成了。我说：你赶紧打出租车来我这里看看。

10 分钟后，韩某某来到我的诊室，问诊得知：其上午 11 点多有便意如厕却解不出来，小便量也非常少，持续至下午 1 点多，大便了五六次，每次的量都非常少，并且感到里急后重，努挣乏力解不出大便，小便尿频、尿急、尿少，下午 3 点多时下腹部、外阴部、大腿内侧和生殖器的区域开始疼痛逐渐加重，阴茎顶端有堵塞感疼痛剧烈，大便小便都很急迫，但是却排不出来。

我又问：你最近腰痛吗？小便有颜色吗？他说：左侧腰窝里非常酸困，小便的颜色像洗肉水一样。接着问：你既往有肾结石病史吗？他说：患肾结石几年了，每年都会发作。

根据患者的症状、疼痛部位和既往病史，考虑输尿管结石的可能性比较大，陪同患者去医院做彩超。

超声所见：

左肾略饱满，右肾大小正常，实质部回声均匀。左侧集合系统分离约 1.5 厘米；右侧集合系统未见异常。

左侧输尿管上端内径约 1.0 厘米，于其下端可探及大小约 1.2 厘米 ×0.7 厘米强回声，后伴声影；右侧输尿管不扩张。

膀胱充盈一般。

超声提示：左侧输尿管结石并肾盂轻度积水。

建议：治疗后复查。

病机分析：人体的输尿管是一对细长的肌性管道，左右各一，直径 0.5 ～ 0.7 厘米，全长有 3 处生理性狭窄：即输尿管起始处内径约 0.2 厘米；输尿管入小骨盆上口处内径约 0.4 厘米；输尿管膀胱连接部内径为 0.3 ～ 0.4 厘米；通常认为小于 0.6 厘米的结石大部分通过药物保守治疗可以排出体外，一小部分甚至可以自行排出，而这个患者的输尿管结石有 1.2 厘米 ×0.7 厘米那么大，明显地超出输尿管 3 个生理狭窄处管径很多，根据超声显示这个结石应该是卡在第 2 个生理狭窄处形成了尿路梗阻，这样嵌顿处上边输尿管内的尿液无法排出，蓄积停留，就造成了这段输尿管的被动扩张和与其相连的肾盂积水，由于结石初期的活动和管壁的蠕动就会对输尿管黏膜造成直接损伤，发生黏膜上皮充血、水肿、坏死和毛细血管破裂出血，这就降低局部组织对感染的抵抗力，以致嵌顿部位发生输尿管炎及输尿管周围炎。这种炎性病灶的持久刺激就会出现刀割样绞痛，疼痛还会沿着输尿管向下腹部、外阴部和大腿内侧放射。

治疗：现在亟待解决的是患者的大小便问题，考虑一则病灶处充血水肿，瘀血停留在所难免，二则左肾已有积水，不宜采用传统的利尿排石，应该想办法减少积水；再者《伤寒论》："太阳病不解，热结膀胱，其人如狂，血自下，下者愈。其外不解者，尚未可攻，当先解其外，外解已，但少腹急结者，乃可攻之，宜桃核承气汤。"患者下腹部急迫拘挛，腹诊腹痛拒按。故用桃仁、大黄活血化瘀兼通大便，用芒硝增加肠道内渗透压，使水走肠间以减轻病变侧输尿管的压力，用桂枝通经活络、行血止痛。诸药合用可以改善病灶处的血液循环，消除局部的病理产物，利于结石的松动排出。

处方：桂枝 10 克，大黄 20 克，炙甘草 10 克，桃仁 20 克，加水 1500 毫升，煎取 800 毫升分 2 次，每次兑芒硝 10 克化开后温服。3 剂。

效果：患者 20 日晚上 6 点 10 分服药一次，7 点多病情减轻 80%，晚上 10 点又喝一次，解了不少溏便，一夜安睡症状全消。

因为输尿管结石梗阻会引起肾盂和结石近端的输尿管扩张，如果在短时间内得以排出，便不会造成任何损害。如果停留时间过长，在早期扩张部分的输尿管平滑肌代偿增生和肥大，输尿管腔逐渐扩张、伸长、扭曲，管壁变薄；后期病变会逐渐累及肾脏，造成肾盂肾盏积水。如果时间过长，同完全梗阻一样会造成不可逆的肾功能损害。这个患者已有轻度的肾盂积水，所以 11 月 23 日我又让患者去做了个彩超，以便及时准确地掌控病情。

23 日的超声所见：

双肾大小形态正常，实质回声均匀，左肾集合系统分离约 0.5 厘米，右肾集合系统未见明显异常。

左侧输尿管上段内径约 0.7 厘米，近末端可探及一大小 1.1 厘米 ×0.7 厘米强回声；右侧输尿管不扩张。

膀胱充盈，壁不厚，内呈无回声。

超声提示：左侧输尿管结石并同侧肾盂欠集中。

前后两个超声对比说明已达到预期的治疗效果，肾盂和输尿管内的积水也大为减少，结石已下降至输尿管的第 3 个狭窄处。

继用：鸡内金 100 克，海金沙 60 克，研粉，早饭前冲服 16 克，日 1 次；午饭和晚饭后冲服化石丹每次 6 克，并嘱患者多饮水，多运动，以化石排石。

2014 年 11 月 26 日，患者小便时排出 2 粒绿豆大的结石，告愈。

腹胀久不愈，经方显效彰

杜老汉，男 68 岁，两月前感冒，自服发汗药过量导致大汗淋漓，感冒好后遗留腹胀久治不愈，自行吃了吗丁啉、健胃消食片、四消丸等都没效，到医院看了几次（具体用药不详）也没治好。现证：口淡无味、纳食不香、稍进食肚脐以下就胀膨膨的、舌淡苔中间厚腻。

老者，史某，患急性肠炎，治愈后遗留腹胀，延医吃理中汤、香砂六君子汤、保和丸等尽皆乏效，现证：脉滑实、舌淡苔白厚腻，脐周及下腹部撑胀，上午轻下午重，每天傍晚胀得厉害，坐卧位尤感不适，感到裤腰带像"紧箍咒"一样越勒越紧，不得已到处遛弯儿。

脾主大腹，脐周及下腹部撑胀，四诊合参当属脾虚证。上述两例是典型的汗下后伤及脾阳，导致脾气虚、脾阳虚、运化失司、痰湿内阻、阻遏气机而出现腹胀满的临床表现，故用厚朴、莱菔子宽中下气除满，半夏、生姜辛散开结燥湿祛痰，人参、甘草补益脾气，助其运化。

处方：厚朴 25 克，莱菔子 12 克，旱半夏 10 克，生姜 10 克，人参 8 克，炙甘草 6 克。

3 剂轻，5 剂愈。

按：多年前我本人也患过类似的病情，腹部胀满不能进食，自处 2 剂厚朴姜夏参甘汤感觉效果很慢，把原方加了一味莱菔子服后立竿见影，后再遇此证多次验证后发现，厚朴姜夏参甘汤加莱菔子确实能增效。

附录　习医杂感"金句"

◎有一分恶寒就有一分表证。

◎阴在内，阳之守也；阳在外，阴之使也。

◎和调于五脏，洒陈于六腑。

◎温分肉，充皮肤，肥腠理，司开合。

◎有是证，用是方，观其脉证知犯何逆，随证治之。

◎滑脉为阳元气衰，痰生百病食生灾，百病皆由痰作祟。

◎诸药标本兼治故收佳效。

◎方证合拍，故获佳效。

◎饮食自倍，肠胃乃伤。

◎芩连苦降借姜开，济以人参绝妙哉！四物平行各三两，诸凡格拒此方赅。止呕生姜捣汁兑服尤妙！

◎熟读王叔和，不如临证多。

◎气血夺则虚，大补气血理所当然，急当治标，收摄也在必需，血去多则虚寒现，炮姜温宫妙用！

◎治病不能单纯地见病治病，还应顾及天人相应，辨病辨证，体质用药。

◎响鼓需用重锤，量大力专，故取佳效尔！然识证难也，必须辨证精准。

◎方证对应，病机相符，其病安有不除哉！

◎中医处方，药物的味数应该"精""简""主次分明"。好比一家人，人人都想当家就会出现"乱当家"，导致矛盾重重，一个方子药味太多难免叠床架屋，有的药物还会相互掣肘，喧宾夺主，导致治疗效果不增反降。

◎善补阳者必阴中求阳，善补阴者必阳中求阴；阴无阳不生，阳无阴不长。

◎先贤云：治病不明阴阳动手便错，当真也！

◎信手拈来毫无虑忌，殊不知经方有很强的适应证，用对了则如金玉之美；用不对则如剑戟之伤。

◎正气存，内邪不可干；正气弱，虚邪之必凑。

值得期待的中医临床力作
中国科技版广受欢迎的中医原创作品
（排名不分先后）

书 名	作 者	定 价
临证传奇：中医消化病实战巡讲录	王幸福	￥29.50
王光宇精准脉学带教录	王光宇	￥29.50
医林求效：杏林一翁临证经验集录	王 军	￥26.50
医门推敲·壹：中医鬼谷子杏林实践录	张胜兵	￥26.50
医门推敲·贰：中医鬼谷子杏林实践录	张胜兵	￥29.50
医门推敲·叁：中医鬼谷子医理纵横术	张胜兵	￥35.00
针灸经外奇穴图谱	郝金凯	￥182.00
人体经筋循行地图	刘春山	￥59.00
中医脉诊秘诀：脉诊一学就通的奥秘	张湖德等	￥29.50
朱良春精方治验实录	朱建平	￥26.50
中医名家肿瘤证治精析	李济仁	￥29.50
李济仁痹证通论	李济仁等	￥29.50
国医大师验方秘方精选	张 勋等	￥29.50
杏林阐微：三代中医临证心得家传	关 松	￥29.50
脉法捷要：带您回归正统脉法之路	刘建立	￥26.50
药性琐谈：本草习性精研笔记	江海涛	￥29.50
伤寒琐论：正邪相争话伤寒	江海涛	￥29.50
医方拾遗：一位基层中医师的临床经验	田丰辉	￥26.50
深层针灸：四十年针灸临证实录	毛振玉	￥26.50
杏林心语：一位中医骨伤医师的临证心得	王家祥	￥26.50
杏林发微：杂案验案体悟随笔	余泽运	￥29.50
杏林碎金录：30年皮外科秘典真传	徐 书	￥29.50
医海存真：医海之水源于泉	许太海	￥29.50
医门微言：凤翅堂中医稿（第一辑）	樊正阳	￥29.50
医门微言：凤翅堂中医稿（第二辑）	樊正阳	￥29.50
医门凿眼：心法真传与治验录	樊正阳	￥29.50
医门锁钥：《伤寒论》方证探要	樊正阳	￥29.50

全国各大书店及网上书店均有销售，邮购热线：010-63583170，63581131